El Secreto De Tu Belleza

Segunda edicion

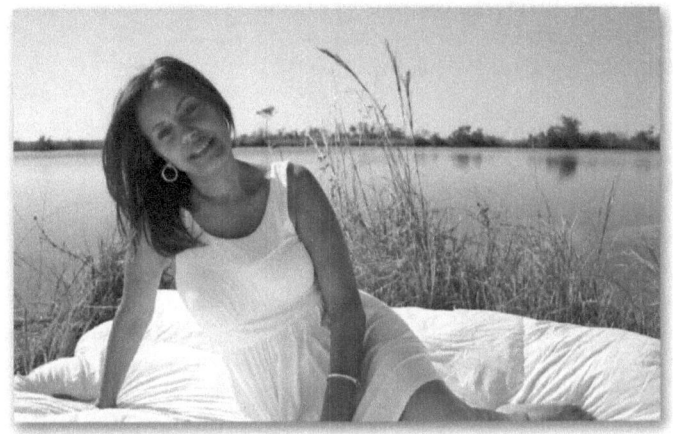

Maria de los Angeles Tejada

El Secreto De Tu Belleza
Recetario de Belleza Natural

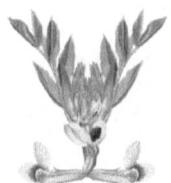

Número de Control de la Biblioteca del Congreso
de EE. UU.:   2013906810
ISBN: Tapa Blanda   978-1-4633-5533-3
                         Libro Electrónico   978-1-4633-5532-6

Este libro fue impreso en los Estados Unidos de América.
Fecha de revisión: 17/05/2013

Diseño de portada y contraportada:
Jose Martucci Savant Design Group
www.savantllc.com
martucci@savantllc.com
Tel:(850)408-1460

Ilustraciones:
Ulises Peña Hernández
www.artificessa.com
artifices_sa@hotmail.com
Tel: (809) 560-9375
Derecho de autor No. 0004930 / Libro # 12 expedido el 13 de enero de 2009
Republica Dominicana- Dominican Republic

Para realizar pedidos de este libro, contacte con:
Palibrio
1663 Liberty Drive
Suite 200
Bloomington, IN 47403
Gratis desde EE. UU. al 877.407.5847
Gratis desde México al 01.800.288.2243
Gratis desde España al 900.866.949
Desde otro país al +1.812.671.9757
Fax: 01.812.355.1576
ventas@palibrio.com
462985

ÍNDICE

AGRADECIMIENTOS

Al único eterno y sabio **Dios,** Perito Arquitecto, diseñador perfecto, creador y autor de toda beldad, natural y sobrenatural, que impulsa a transformar de la vileza al papel y el papel en plataforma idónea para tallar y graficar las más impresionantes manifestaciones de exuberante belleza, a su más elevada expresiones depositada en ti, a los fines de que puedas descubrir **"El Secreto de tu Belleza".**

A mi Esposo **Carlos A. Ríos Millán,** compañero y cómplice abnegado, por ayudarme a asumir la actitud y determinación en momentos inolvidables de mi vida.

A **Libia Rodríguez,** amiga y consejera, quien me ha dispensado valiosas ideas para cuidar mi belleza natural.

A mi querida sobrina **Marlene Cordero,** por sus aportes valiosos para el mejoramiento del presente texto.

A mi querida hermana **Angela María,** por ayudarme a producir la II Edición del presente **Recetario.**

A **José Martucci** de SAVANT DESIGN GROUP, por sus aportes fotográficos y los diseños para la realización de este impresionante Libro.

A mi amigo **Ulises Peña Fernández,** por transformar mis ideas y revelarlas en gráficos, aun cuando parecía resultar difícil.

A mi Pastor **Nelson A. Arias Cabada,** por sus valiosos consejos, sabia guianza, declaraciones proféticas a mi favor, y por sus aportes literarios para la II Edición del presente Libro.

Y a ustedes, por comprar y leer mi libro. ¡Gracias del alma!

DEDICATORIA

**Aimee Teresa Attie, Chantal Attie y Emmanuel Attie
Mis nietos. Lyan, Gabriel, Chantal Marie Attie**

Mis hijos y nietos adorados

INTRODUCCIÓN

Con el pasar de los años y mi experiencia adquirida he aprendido que la belleza exterior nace en nuestro interior; cuidar nuestro cuerpo por dentro y por fuera es muy importante para nuestra salud y para lograrlo, debemos comer saludable, ejercitarnos todos los días, tomar descanso oportuno, ingerir suficiente líquidos, y tomar bien en serio el cuidado de nuestra la piel que es el órgano más importante y nuestra primera línea de defensa contra los elementos externos. **Dios** creo la naturaleza para que la cuidemos y aprovechemos sus recursos. Él quiere que lo descubras. Por lo cual te desafío a descubrir "**El secreto de tu belleza interior**".

"Quien no sea capaz de descubrir su belleza interior, jamás será capaz de valorar su belleza exterior".*

La naturaleza con su diversidad es la mejor alternativa para mantener nuestro organismo saludable. De los árboles, las plantas de diferentes especies, flores, frutos, hojas, cortezas, raíces, hortalizas, hierbas y especias se extraen los aceites naturales, e ingredientes para crear productos que preserven nuestra calidad de vida. La belleza natural permanecerá siempre porque la naturaleza es sabia. Este libro ofrece maravillosas recetas naturales que no solo te ahorrara mucho dinero sino que te harán la vida más simple.

---

* *Apóstol Nelson A. Arias Cabada*

LA PIEL

Es el órgano más grande del Cuerpo. Su diseño la convierte en una barrera fuerte para protegernos de los elementos exteriores. Es una importante glándula de secreción interna y externa. Las capas de la piel, los nervios, las funciones celulares, las glándulas y los folículos pilosos trabajan en armonía para regular y proteger nuestro cuerpo. La Piel esta en constante proceso de renovación. La Piel cambia aproximadamente cada 30 días. El PH de la piel varía entre 4 y 7, y se ve afectado por la hidratación.

◆ LOS COMPONENTES DE LA PIEL

- **LAS GLANDULAS SEBASEAS**. Lubrican y ayudan a retener el agua.

- **LOS FOLICULOS PILOSOS**. Envueltos en una red de nervios que envían impulsos sensoriales al cerebro, dándole a la piel su intensísima sensibilidad.

- **LAS GLÁNDULAS ECRINAS O SUDORIPARAS**. Producen sudor para enfriar el cuerpo.

- **LAS GLÁNDULAS APOCRINAS**. (De igual manera sudoríparas), producen secreciones con una función esencial en la atracción sexual y la reproducción.

- **CORPÚSCULOS DE PACINI**. Nervios sensoriales que retransmiten la información táctil al hipotálamo, el cual registra la temperatura y la presión.

- **VASOS CAPILARES**. Transportan nutrientes a las capas superiores de la dermis y la epidermis, recogen los desechos del metabolismo de las células y ayudan a liberar el calor corporal.

♦ LAS CUALIDADES DE LA PIEL SON:

- **Físicas**; Productoras de calor y electricidad.

- **Químicas**: Donde se Produce el metabolismo de muchos compuestos orgánicos y minerales.
Sus Funciones Son:

- El Tacto. Que es la función más importante.
- El aparato receptor que es el emisor de ondas.
- La respiración, que libera el agua y las toxinas.
- La melanina de la piel que nos protege de agentes físicos como el sol, microbios y bacterias.

♦ CAPAS DE LA PIEL

La Piel esta constituida en tres capas principales, Epidermis, Dermis, Tejido Subcutáneo.

- LA EPIDERMIS (Primera Capa)

La Epidermis Es la capa fina protectora que recubre la dermis y da el color que distingue la piel de las demás partes del cuerpo.

Se Compone de las siguientes capas:

El Stratum Germinativum (Capa basal), Es la primera capa de la Epidermis. Aquí es donde germinan las células de la epidermis.
La capa basal contiene melanina, el pigmento protector de la piel.

El Stratum Spinosum. (Capa espinosa). Es una capa espinosa que se encuentra en la capa basal. Se convierte en desmosomas que son estructuras que ayudan a mantener unidas las células.

El Stratum Granulosum. (Capa Granulosa). Esta compuesta por células que parecen gránulos, están llenas de queratina y se encarga de dirigir la elaboración de la grasa epidérmica.

El Stratum Lucidum (estrato lucido). Es una capa ligera y transparente, que se encuentra debajo de la capa cornea, formada por pequeñas células que permiten el paso de la luz solo se encuentran en la palma de la mano y los pies.

El Stratum Corneum. (Capa Cornea) Es la capa superior externa de la epidermis, sus células escalonadas están compuestas por queratina blanda llamada queratinocitos. La queratina es una proteína que brinda a la piel protección y elasticidad y se encuentra en toda la capa de la epidermis.

- DERMIS (Segunda capa)

La Dermis es la capa interna de la piel formada por un tejido compacto llamado tejido conjuntivo y otro adiposo (grasa). Esta crea un amortiguador protector que da forma y suavidad al cuerpo.

Tiene Dos Capas:
El estrato Papilar y el estrato Reticular.

El estrato papilar conecta la dermis con la epidermis. Aquí están las papilas que son pequeñas estructuras adheridas a los folículos pilosos.

El extracto reticular: Es la capa más profunda de la dermis formada por fibras proteicas que dan fuerza y elasticidad a la piel. El Colágeno producido por los fibroblastos compone un 70 % de la dermis al contrario de la elastina que es menor.

- EL TEJIDO SUBCUTANEO (Tercera capa)

El Tejido Subcutáneo, es la capa que se encuentra en la base del extracto reticular, esta compuesta por el tejido adiposo (Grasa) que da forma al cuerpo además de vasos sanguíneos y nervios, es una fuente de energía. Esta capa actúa como depósitos de lípidos, como aislante para la conservación del calor corporal y como amortiguador contra los traumatismos.

CLASIFICACIÓN DE LA PIEL

♦ TIPOS DE PIEL

-Normal
- Seca (alipica)
- Grasa
- Mixta

PIEL NORMAL: es la piel ideal, de apariencia lisa, con color y con poros cerrados
Tiene en general un aspecto aterciopelado.

PIEL SECA: (alipica)

- Características:
Carece de la suficiente grasa y humedad, la piel es muy delgada y se ven los capilares. Las líneas de expresión están acentuadas, le falta elasticidad, su PH es mas alto que lo normal, la piel se ve manchada y opaca, no hay poros visibles, el proceso de envejecimiento se presenta mas rápido, por lo que aparecen arrugas sobre los labios, bolsas bajo las cejas y patas de gallina.

- Causas:
Trastornos internos y emocionales provocan que la piel se reseque.

Recomendación: puede corregirse mediante la limpieza básica cada día y la aplicación de productos nutritivos o hidratantes, una correcta alimentación ingiriendo una mayor cantidad de agua y de alimentos frescos, como verduras y frutas. También eliminando sustancias excitantes como el café, el tabaco y bebidas alcohólicas.

PIEL GRASA:

- Características:
Piel grasienta, con los poros abiertos y un cutis brillante y gris. Piel gruesa en la que las glándulas sebáceas tienen un mayor volumen. Provoca problemas cutáneos, como los puntos negros, barros, forúnculos) es propensa a las manchas porque los poros quedan obstruidos por el sebo y la acumulación de las células muertas. Lo bueno es que este tipo de piel no se arruga fácilmente.

- Causas:
Alimentación rica en grasa saturada (animales) dermatitis seborreicas.

Recomendación: dieta equilibrada sin alimentos que contengan grasa, higiene ya que la piel grasa necesita más limpieza y exfoliación que otras pieles. Se recomienda una visita mínima al mes con un profesional en el cuidado de la piel.

PIEL MIXTA:
Generalmente este tipo de piel es graso en el área central, nariz, frente y mentón, la zona T, mientras que en las mejillas, cuello y piel alrededor de los ojos son secas o normales. La piel mixta requiere un mayor cuidado que las pieles normales. Por lo que se debe limpiar y exfoliar regularmente con productos a base de agua para lograr equilibrar la piel.

♦ ESTADOS TEMPORALES DE LA PIEL

PIEL DESHIDRATADA
Es un estado temporal de la piel.

- Aspecto
Se observa en esta piel, arrugas, surcos en la frente y alrededor de los ojos y los labios. La perdida temporal de hidratación provoca que la piel este flácida, reseca y áspera al tacto.

- Causas:
Es una piel deteriorada por factores climáticos, problemas psicológicos o por un cambio en el ritmo de vida. Puede ser provocada por la eliminación de líquidos del cuerpo.
Recomendación.: Evitar el frío excesivo, Ingerir como 8 vasos de agua al día.

PIEL AXFIXIADA

- Aspecto:
Es aquella piel que por falta de riego sanguíneo o aplicación incorrecta de productos cosméticos de tipo astringente que ha cerrado completamente el folículo pilosebaseo.

- Causa
La producción de pequeños quistes blancos (milia) especialmente en el área de mejillas.

PIEL SENSIBLE:
Los cambios ambientales como el sol, el estrés, la contaminación y la ingestión de elementos tóxicos producen reacciones y diferentes afecciones en la piel.

La piel sensible necesita ser tratada con mucho cuidado y solo se deben aplicar productos no irritantes.

PH CUTANEO

ACIDO	NEUTRO	ALCALINO
. (0 1 2 3 4 5 6)	(7)	(8 9 10 11 12 13 14)

Acido neutro alcalino. El PH de la piel normal esta entre 5.5. Y 6.6, nuestra piel es altamente acida y mientras mas limpio o menos sudor halla sobre la piel mas alcalino va hacer. Los equilibrantes son productos especializados para neutralizar El PH de la piel. Los tónicos son recomendables después dar un tratamiento para llevar la piel a la normalidad.

DESORDENES DE LA PIEL

- DERMATITIS
Es una inflamación superficial de la piel que puede ser de origen viral, es una condición leve que puede ser tratada por una especialista en el cuidado de la piel.

- DERMATOSIS
Son severas afecciones y degeneración de la piel, tales como: lupus, eritematosa, epiteliomas, soriasis, neurofibratosis.

- SIFILIS
Es un parasito que se aloja en el organismo y su manifestación externa se confunde con acné purulento. Se puede adquirir accidentalmente o puede ser de origen venéreo o hereditario. Tratado a tiempo puede ser curable.

- CUPEROSIS
Se presenta en forma de venitas o vasos sanguíneos dilatados, se le conoce como hemangiomas capilares o telangiectasias. La cuperosis aparece lentamente y es bien antiestética, puede aparecer por efectos del viento, frío, detergentes fuertes, exceso del sol, trastornos digestivos, comida ligera. Los médicos la tratan a base de frío, utilizando gas carbónico, así vacían las venitas y la sangre regresa al torrente sanguíneo principal. A veces se hace cauterización de venitas o vasos sanguíneos dilatados.

- ERITOSIS
Padecimiento difuso de la piel parecido a la cuperosis. Se caracteriza por coloración roja de la piel y las mucosas.

- URTICARIA
Erupción de la piel que produce picor. Son reacciones de rechazo a diferentes sustancias.

- EXCEMAS
Dermatitis crónica. Inflamación caracterizada por enrojecimiento de la piel con ampollitas llena de un líquido amarillo.

- PSORIASIS
Aunque se desconocen sus causas puede ser de origen nervioso. Aparecen en forma de ampollas y escamas y se concentran en las articulaciones, codos, rodillas y en el cuero cabelludo. Es crónica y recurrente y tiene un factor hereditario.

- VERRUGAS
Son tumores epiteliales benigno y contagioso. Pueden ser de origen viral. Debe tratarlo un dermatólogo.

- MANCHAS PIGMENTARIAS
Modificación en el color de la piel.

- EFELIDES, PECAS
Son diminutas manchitas en la piel. Generalmente son hereditarias o son
Por el exceso de sol en la piel.

- MELASMA
Alteración de la melanina, son de forma irregular y a menudo aparecen en la cara debido a Cambios hormonales

- VITILIGO
Despigmentación. Son manchas blancas de origen desconocido que salen por todo el cuerpo es importante que la reconozca a tiempo, pues se puede detener su progreso con tratamiento medico.

- TATUAJE
Incrustaciones de colorantes en la piel.

- FOLICULITIS
Infección e inflamación de Los folículos sebáceos (Poros).

- SEBORREA

Aumento en la secreción de grasa de las glándulas sebáceas que favorecen desarrollo del acné, se caracteriza por la dilatación del poro con acumulación del cebo. Es frecuente en la frente nariz y cuero cabelludo. El pelo pegajoso, brilloso, la nariz y la frente aceitosa son síntomas de seborrea.

- SEBO

Materia compuesta por células de grasa y microbios.

- MILIA

Espinilla de color blanco que se concentra en pequeña pelota, que con solo presionarla se puede sacar y parece un gusanito.

- ACNÉ

Es un trastorno de la piel que afecta las glándulas sebáceas y aparece en forma de comedones y manchas. Es producido por los cambios hormonales, aparece en la adolescencia y también en los adultos.

- COMEDON

Es una espinilla negra incrustada en el orificio Folicular.

- PUSTULA

Es una pápula infectada y que contiene pus a esto es lo que llamamos barro.

- MACULA

Es una mancha que parece una peca.

Nutrición y Belleza

La nutrición es unos de los pilares más importantes para la salud de nuestra piel. Una piel sana y bella tiene mucho que ver con lo que introducimos en nuestro cuerpo. Mala nutrición, el hábito de fumar, el alcohol, el stress y una vida sedentaria contribuyen al proceso del envejecimiento de la piel y del cuerpo.

Los antioxidantes que se encuentran en las vitaminas y los minerales bloquean el efecto dañino de los radicales libres y protegen nuestras células de las enfermedades. Los radicales libres son unas moléculas que a lo largo de la vida ocasionan efectos negativos para nuestra salud. Cada célula de nuestro cuerpo necesita vitaminas y minerales para desempeñar sus funciones metabólicas. Una alimentación equilibrada es el mejor tratamiento de belleza. El consumo abundante de frutas y ensaladas que aporten vitaminas, la moderación en las bebidas estimulantes, evitar el exceso de especies y grasa en las comidas, muchas veces son suficientes para devolverle la lozanía a la piel. No hay que olvidar que las uñas y el cabello es parte de nuestro cuerpo, y que si no tenemos una buena alimentación rica en vitaminas, proteínas y minerales se pueden ver afectados también. Como por ejemplo uñas agrietadas y con manchas blancas así como los cabellos que se ponen secos y sin brillo, además de presentarse muchas veces ciertas anomalías como la caspa y otras afecciones del cuero cabelludo. Una buena nutrición, la belleza interior y la belleza exterior caminan juntas.

VITAMINAS

B1 **Tiamina** **Soluble en agua**	Oxidación de los carbohidratos adecuado funcionamiento nervios y músculos	Granos enteros, trigo, huevos, papas, carnes, levaduras, leche	Poco apetito, desordenes nerviosos, dolor, rigidez de las extremidades inferiores
B2 **Riboflavina** **Soluble en** **Agua**	Respiración celular, piel y ojos saludables	Leche, huevos, carnes, germen de trigo, vegetales verdes	Piel seca, llagas en los labios y la boca, sensibilidad a la luz
B3 **Niacina Soluble** **en Agua**	Respiración celular	Carnes, pescados, hígado, granos enteros, maní, levadura	Piel grasa, piel seca y roja que se irrita con facilidad al contacto con la luz y el calor, diarrea, desordenes nerviosos.
B12 **Soluble en** **Agua**	Desarrollo adecuado de los glóbulos rojos	Carnes, leche, hígado	Poco apetito, debilidad, anemia perniciosa: numero reducido de Glóbulos Rojos.
C **Acido** **Ascórbico** **Soluble en** **Agua**	Huesos y dientes saludables, capilares fuertes, ayuda en el proceso de Curación	Frutas cítricas, tomates, pimientos y vegetales verdes	Escorbuto: encías hinchadas y sangrantes, dientes flojos moretones en la piel.
A **Soluble en** **Grasa**	Mantiene saludables las cubiertas de los sistemas respiratorios, digestivos, excretor y reproductor	Productos lácteos, yema de huevo, aceite de hígado, bacalao, vegetales verdes y amarillos	Piel seca y quebradiza, ceguera nocturna: disminución de visión cuando hay poca luz
D **Soluble en** **Grasa**	Crecimiento y desarrollo de huesos y dientes, metabolismo de calcio y fosforo	Productos lácteos, fortificados, aceite de hígado de bacalao, peces de agua salada	En adulto: huesos quebradizos y débiles en niños: Raquitismo, huesos de las piernas débiles y doblados, caja de las costillas deforme

MINERALES

Calcio	Formación de los huesos y dientes, contracción muscular, transmisión de impulsos nerviosos, coagulación de la sangre	Productos lácteos, huevos, pescado, legumbres
Fosforo	Formación de huesos y dientes, formación de lípidos en las membranas celulares, ATP, ácidos nucleicos	Productos lácteos, carnes, legumbres, granos enteros
potasio	Funcionamientos de nervios y músculos, regulación de los latidos del corazón, mantenimiento del balance de fluidos	Habichuelas, cereales, papas, guineos, albaricoques
Hierro	Formación de la hemoglobina en los glóbulos rojos de la sangre, respiración celular	Hígado, huevos, nueces. Legumbres, pasas
Yodo	Formación de la tiroxina, la cual regula el metabolismo	Sal yodada, peces de agua salada, ostras, camarones, brécol
Magnesio	Cofactor para las enzimas que regulan el funcionamiento de nervios y músculos	Vegetales verdes, habichuelas, maíz, maní, carne, leche, ciruela.
Sodio	Regulación del balance de fluido, mantenimiento del balance iónico, transmisión de impulsos nerviosos	Sal de mesa, productos del mar, la mayoría de los alimentos
Cloro	Balance de fluido y balance acido-base síntesis de acido clorhídrico en el estomago	Sal de mesa, la mayoría de los alimentos
Cobre	Formación de la hemoglobina	Hígado y carnes, ostras, camarones, guisantes, nueces
Zinc	Síntesis de insulina, forma parte de algunas enzimas	Habichuelas, hígado, lentejas, espinacas.

EL AGUA
SALUD Y BELLEZA

El agua es fuente de salud y belleza, sin ella no podríamos vivir. Consumir agua es muy importante para mantener la salud del cuerpo y de la piel, ayuda a eliminar las toxinas y deshechos acumulados y mantiene las células de nuestro cuerpo saludable.

El cuerpo humano consta de cerca de 60 billones de células y cada una tiene 10,000 veces más moléculas que la cantidad de estrella que tiene la vía láctea. Por eso no es solo para la salud que el agua es importante sino para la supervivencia misma. Desde la antigüedad sabemos que el agua posee grandes poderes curativos y terapéuticos. En algunos países del mundo existen centros que ofrecen terapias a base de agua y chorros y manantiales de aguas curativas en el que cada año asisten miles de peregrinos en busca de curación tanto física como espiritual ya que toda las religiones del mundo han utilizado el agua como símbolo de espiritualidad.

El doctor Edward Bach utilizo el agua de manantiales para crear remedios a base de la esencia de las flores, hoy llamado esencias florales de Bach y el doctor Sebastián kneipp a quien le llamaban el cura de la regadera, creía firmemente en el poder curativo del agua, por lo que creo la llamada cura de kneipp "' tratamientos de hidroterapia basado en curas de agua fría y chorros. Se recomienda beber 8 vasos de agua diario como mínimo y no hacerlo puede causar malestares físicos como: deshidratación, fatiga, envejecimiento prematuro dolores de cabeza, mal funcionamiento de las vías urinarias y renales, problemas de la memoria y una piel opaca y sin vitalidad. Una sencilla fórmula para saber cuántos vasos de agua necesitas beber diario. Tomas tu peso corporal y divide ese numero por 8 el resultado es la cantidad de vasos de 225 CC de agua que debes consumir diario, si lo calculas en kg. Pero si lo haces en libras debes dividir tu peso por 2 y luego dividir el resultado por 8 y así determinara la cantidad de agua que necesitas ingerir.

El Sol

Nuestra Piel y sus Efectos

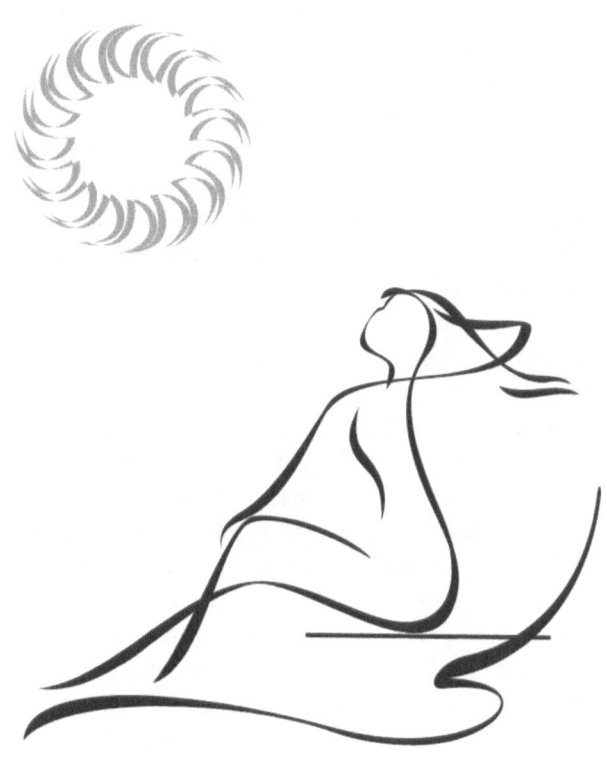

EL SOL

NUESTRA PIEL Y SUS EFECTOS

El sol es fuente de vida…nos da bienestar y salud a nuestro organismo, ya que la luz y sus rayos ultravioletas ayudan a activar en la piel el metabolismo de la vitamina D, la cual es importante en el desarrollo de huesos sanos y en la curación del raquitismo.

La falta de sol es tan perjudicial como su exceso. El sol puede convertirse en su peor enemigo. Exponerse al sol por mucho tiempo puede causar graves inflamaciones y quemaduras de la piel. La exposición exagerada del sol es la principal causa del envejecimiento prematuro de la piel, de arrugas y hasta del cáncer en la piel. Los científicos opinan que el porcentaje de victimas de cáncer en la piel ha aumentado en los últimos años debido al deterioro de la capa de ozono. A medida que envejecemos la fibra de colágeno y elastina de la piel van degenerando de forma natural, pero cuando nos exponemos al sol con mucha frecuencia este proceso es más rápido. Los rayos UV llegan a la piel de dos modos. Como rayos UVA y como rayos UVB. Cada rayo actúa en la piel de una manera diferente. Los rayos UVA, a estos le dicen los "rayos envejecedores" porque son un 90 a un 95 % de los rayos que llegan a la superficie de la tierra y son los causantes de debilitar las fibras de colágeno y elastina que a su vez causan las arrugas y flacidez en los tejidos. Los rayos UVB, a estos rayos se les conocen como los causantes de quemaduras en la piel, actúan sobre los melanocitos provocando el bronceado de la piel. La melanina de la piel puede ser alterada y dañada cuando estos rayos penetran con frecuencia en la piel. Debemos recordar también que los cambios en el medio ambiente también ejercen una gran influencia en el proceso del envejecimiento. Los contaminantes que se encuentran en el aire y que provienen de las industrias, del humo del cigarrillo, y escape del monóxido de carbono de los automóviles pueden modificar los tejidos y las células acelerando el proceso de envejecimiento.

◆ MEDIDAS PREVENTIVAS PARA CUIDAR NUESTRA PIEL

- Aplicar un buen filtro solar con factor de protección (SPF) 15 como mínimo 20 minutos antes de salir.

- Evite la exposición solar durante las horas pico, esto se da generalmente entre las 10: AM y las 3: PM.

- Aplique filtro solar antes y después de nadar o hacer ejercicios. Recomiendo que use filtro solar a lo largo del día como medio de precaución.

- Siempre verifique la fecha de expiración del producto y cerciórese que proteja de los rayos uva y UVB del sol.

- Evite exponer los niños al sol y en especial niños menores de 6 meses

- Si es una persona de piel muy sensible y se quema con facilidad use ropa adecuada, gorras, sombreros, gafas y demás.

- Beba mucha agua, de preferencia 8 vasos de agua diario…le ayudara a hidratar la piel y sentirse saludable.

- Hágase un auto examen en la piel y si nota cualquier anomalía como una mancha, cambios en lunares existentes o inflamaciones que le parezca extraña préstele atención y consulte un especialista en la piel. (Dermatólogo).

RITUAL BASICO PARA EL CUIDADO DE LA PIEL

Mantener una piel bella, hidratada y libre de impurezas es muy sencillo. Solo tienes que seguir estos pasos y mantener un habito de limpieza día y noche y te aseguro que en poco tiempo tendrás esa piel que deseas.

1. LIMPIAR
2. TONIFICAR
3. EXFOLIAR
4. HIDRATAR
5. PROTECCION

1- LIMPIAR:
Usa un limpiador natural en gel o crema que sea fácil de enjuagar. Nunca uses jabón ya que te tapa los poros y reseca la piel. Recuerda que debe ser de acuerdo a tu tipo de piel.

2 -TONIFICAR:
El tónico estimula la circulación de la sangre para que las células se nutran, se purifiquen, y se limpien. El tónico devuelve El PH de la piel. Este debe ser de acuerdo a su tipo de piel ya sea que lo compre o lo prepare usted. La piel grasa, con acné o seborreicas debe usar un tónico astringente.

3 – EXFOLIAR
La exfoliación es un proceso que ayuda a desprender las células muertas de la piel. Una exfoliación aporta los siguientes beneficios: suaviza y revitaliza la piel, renueva las células, ayuda a la penetración de los productos, produce oxigenación a la piel y estimula el flujo sanguíneo. Siempre tenga precaución al exfoliar rostro y cuello, hágalo con movimientos circulares y suaves para no irritar la piel y lastimar los vasos capilares. La exfoliación debe hacerse por lo menos una vez por semana y dependiendo de su tipo de piel.

4- HIDRATACION:

Los productos hidratantes aportan humedad a la piel pueden ser en cremas o loción de acuerdo a su tipo de piel y se aplican después de la limpieza para protegerla y nutrirla. Las mascarillas hidratantes son excelentes también para todo tipo de piel. Usted puede prepararlas a base de frutas, hiervas y aceites esenciales.

5 – PROTECCION:

Ahora más que nunca debemos proteger nuestra piel de los rayos ultravioleta y la contaminación ambiental, utilice un filtro solar con factor de protección SPF 15 como mínimo. Úselo a diario ya que previene las manchas y enfermedades de la piel.

RECOMENDACIÓN:

Visitar por lo menos una vez al mes una clínica de belleza para una limpieza profunda.

DESPENSA DE BELLEZA

La despensa de belleza es muy parecida a la que usted tiene en la cocina de su casa. Parte está llena de comida, y parte de vegetales y frutas en cambio la despensa de belleza debe estar llena productos e ingredientes naturales acompañados de herramientas y accesorios de belleza que necesitarás para elaborar tus propias recetas.

Herramientas y accesorios
- Envases de cristal de diferentes tamaños.
-Licuadora
-Tenedor
-Cuchillo
-Cucharas
-Espátula
-Brochas
-Pinceles
-Ganchos de pelo
-Ligas de elástico
-Gorros de tela para el pelo o gorros plásticos
-Frascos de diferentes tamaños con tapa
-Botellas de spray
-Guante de exfoliar
-Cepillos de cerdas naturales para el cuerpo
-Toallas húmedas de bebe
-Toallas de diferentes tamaños
-Tela de algodón o estopilla
-Algodón
-Gasas
-Alcohol
-Cepillo de diente
-Esponjas de maquillaje
-Papel facial absorbente
-Palillos de algodón (Q. tips)
-Toallas medianas y pequeñas
-Sabanas o papel de camilla
-Frisas
-Antifaz
-Espejo
Kit de Manicure y Pedicura.

Ingredientes naturales:

Hierbas de té; Romero, manzanilla, albahaca, tilo, miel, aceite de almendras, aceite de jojoba, aceite de ajonjolí, aceite de oliva, aceite de coco, aceites esenciales de: lavanda, eucaliptos, manzanilla, geranio Sales de Epsom, Bicarbonato de soda, bolsas de té de diferentes hierbas, azúcar, frutas, harina de maíz, harina de avena, germen de trigo, yogurt, arcilla, algas en polvo, vitamina E, levadura de cerveza, salvado de trigo, vinagre, aceite de ricino, mantequilla de Karité, mantequilla de Cacao, lecitina de soja, té verde, frutas, vegetales entre otros.

LIMPIADORAS
NATURALES

LIMPIADORA DE YOGURT Y MIEL
TODO TIPO DE PIEL

INGREDIENTES:
- 1 Taza de yogur natural
- 5 Cucharadas de capullos de flor de saúco
- 2 Cucharadas y media de miel abeja

Modo de preparación y su uso:
Pon el yogur y las flores de saúco en una olla, deja que hierva a fuego lento durante media hora. Retira la olla del fuego y déjala reposando cinco horas. Luego recalienta la mezcla, cuélala y añade la miel derretida. Mézclelo todo durante algunos minutos, después ponga la crema en un envase con tapa, identifíquelo y guárdelo en el refrigerador. Aplícatela generosamente por la cara y el cuello y luego límpiate con algodón. Repite la operación por lo menos una vez más para eliminar todo rastro de maquillaje y suciedad y luego empapa un algodón en tónico y pásalo por el rostro, cuello y deja que la piel lo absorba.

LIMPIADORA MANTEQUILLA
DE CACAO Y MANZANILLA
PARA CUTIS SECA

INGREDIENTE:
- 30 gr de mantequilla de cacao
- Bolsa de té de manzanilla
- Aceite de almendras

Modo de preparación y uso:
Prepare una infusión de manzanilla, luego caliente en baño de maría la mantequilla de Cacao y después que se derrita retírela del fuego y agréguele el aceite de almendras y la infusión, remuévalo hasta que esté bien mezclado. Póngalo en una botella y guárdela, identifíquela con una etiqueta.

LIMPIADORA DE LIMÓN
PIEL GRASA CON ACNÉ

INGREDIENTES:
• 2 Pepinos
• Agua destilada
• 2 Cucharadas de glicerina
• 3 Gotas de tintura de benjuí

Modo de preparación:
Corte los pepinos en rodajas finas y póngalos en una olla a hervir por 20 minutos. Retire del fuego y cuélelo con un colador de tela, luego agréguele el agua destilada y por ultimo ponga la glicerina y las gotas de benjuí. Mézclelo bien y guárdelo en una botella con tapa en el refrigerador.

LIMPIADORA DE KARITÉ
TODO TIPO DE PIEL

INGREDIENTES:
• 4 Onzas de mantequilla de Karité
• 4 Onzas de aceite de Coco
• 1 Onza Flores de manzanilla o bolsa de té de manzanilla

Modo de preparación y su uso:
Ponga la mantequilla de Karité a derretir en baño de maría, en un envase de cristal, ponga las flores de manzanilla o la bolsita de te dentro y deje que se mesclen los aromas, luego vierta el aceite de coco y siga mezclando con una espátula por varios minutos. Retírela del fuego, siga mezclando. En otro envase de cristal ponle encima una tela fina, echa la mezcla y para que salga bien el extracto enrolla la tela y exprímemela bien hasta que salga todo y la guardas en una botella.

LIMPIADORA DE AVENA
PIEL GRASA

INGREDIENTES:
- ½ Taza de harina de avena
- ½ Taza de agua tibia

Modo de preparación y su uso:
Ponga la harina en un recipiente y agréguele el agua tibia, mezcle bien hasta que se forme una crema y este fría. Guárdela en una botella con tapa y póngala en el refrigerador. Cuando la use utilice una gasa o algodón empapela con la limpiadora y frote con cuidado el rostro y cuello hasta que lo sienta limpio. Puede repetir dos veces si es necesario.

LIMPIADORA DE YOGURT
PIEL SECA / MIXTA

INGREDIENTES:
- 1 Taza de yogurt
- 2 Cucharadas de aceite de oliva

Modo de preparación y su uso:
Mezcle el yogurt con el aceite de oliva y cuando este bien cremosa, aplíquelo sobre el rostro y cuello con la mano con movimientos circulares y suaves. Luego retire con mucha agua tibia y después con agua fría. Seque y roció un tónico y deje que la piel lo absorba.

TÓNICOS
NATURALES

Los astringentes le dan vigor a la piel, la renuevan, cierran los poros, reducen la grasa y disimulan el aspecto de cansancio del cutis.

LOCIÓN ASTRINGENTE DE SALVIA
PIEL GRASA

INGREDIENTES:
• Hojas de salvia
• Agua

Modo de preparación y su uso:
Lave las hojas de salvia y póngala a hervir en un recipiente con agua. Apague y déjelo reposar hasta que se enfríe luego cuélelo. Póngalo en una botella atomizador y guárdelo en el refrigerador hasta que lo vaya a usar. Apлíqueselo en el rostro con motas de algodón y dándose toquecitos, deje que la piel lo absorba.

TÓNICO NATURAL DE LIMÓN Y PEPINO
PIEL GRASA

INGREDIENTES:
• 4 Limones
• 1 Pepino
• 4 Cucharadas de alcohol

Modo de preparación y uso:
Saque el jugo de los limones, corte en pedazos el pepino póngalo en la licuadora, tritúrelo y mézclelo con el jugo de limón, luego agrégale el alcohol, mézclalo bien, ponlo en una botella y guárdalo en el refrigerador y úsalo cuando sea necesario.

TÓNICO ASTRINGENTE DE LIMÓN
PIEL GRASA

INGREDIENTES:
- ½ Limón
- 2 Onzas de agua tibia

Modo de Preparación y su uso:
Exprima el limón en un recipiente con agua tibia, póngalo en una botella atomizador, apliquéselo en el rostro con compresas de algodón y dándose toquecitos deje que la piel lo absorba por 30 minutos. Luego lave el rostro con agua fría. Seque con suavidad y póngase su loción habitual.

Excelente para los hombres después de afeitarse, protege el cutis y desinfecta la piel.

LOCIÓN ASTRINGENTE DE PEREJIL
PIEL GRASA

INGREDIENTES:
- 1 Ramo de perejil
- Agua

Modo de preparación:
En un recipiente con agua ponga a hervir una rama de perejil, luego déjelo reposar hasta que se enfríe, cuele y échelo en una botella. Cierre bien y póngalo en el refrigerador, cuando lo vaya a usar empape una gasa y póngasela en la cara por 10 minutos. Haga este procedimiento diario hasta que vea los resultados que quiere.

LOCIÓN ASTRINGENTE DE PEPINO
PIEL MIXTA

INGREDIENTES:
- 1 Pepino
- 3 a 4 Onzas de agua

Modo de preparación:
Triture el pepino con el agua en la licuadora. Cuélelo y viértalo en una botella, póngalo en el refrigerador y cuando lo vaya a usar empape algodón y aplíqueselo en el rostro.

TÓNICO ASTRINGENTE DE
SIDRA DE MANZANA
PIEL GRASA

INGREDIENTES:
- ½ Taza de Sidra
- ½ Taza de agua

Modo de preparación y su uso:
Mezcle el agua con la sidra y con un algodón empapado de la mezcla lave la cara por la mañana y por la noche.

LOCIÓN ASTRINGENTE DE HOJAS DE FRAMBUESA
PIEL GRASA

INGREDIENTES:
• Hoja de Frambuesa
• 2 o 3 onzas agua

Modo de preparación y su uso:
Ponga a hervir las hojas de frambuesa, luego retírela del fuego déjela reposar hasta que este frío. Cuele y ponga en una botella y guarde en el refrigerador. Aplíquelo con algodón empapado o directamente con el atomizador.

LOCIÓN ASTRINGENTE DE MELOCOTÓN
PIEL MIXTA

INGREDIENTES:
• 1 Melocotón
• 2 o 3 Onzas de agua

Modo de preparación y su uso:
Triture el melocotón con el agua en la licuadora. Hasta que se haga jugo póngalo en una botella y guárdelo en el refrigerador hasta que lo vaya a usar. Debe aplicárselo con un algodón.

TÓNICO DE MANZANILLA
TODO TIPO DE PIEL

INGREDIENTES:
• Hojas de manzanilla
• 2 o 3 Onzas de agua

Modo de preparación:
En una taza de agua caliente ponga hojas o una bolsita de té de manzanilla, tape la taza y deje reposar 10 min. Cuele y échelo en una botella con atomizador, Guárdelo en el refrigerador para que se mantenga frío.

Pincelada
Este té ayuda a nutrir la piel, a curar el acné, forúnculos e inflamaciones de la piel.

TÓNICO DE FLORES DE TILO
TODO TIPO DE PIEL

INGREDIENTES:
• Flores de tilo
• 2 o 3 Onzas de agua

Modo de preparación y su uso:
Vierta en una cafetera de té agua caliente y échele las flores de tilo déjela reposar por 10 minutos. Luego cuélela y póngala en una botella. Manténgalo en el refrigerador. Es bueno para los parpados hinchados y para reducir las inflamaciones de la piel.

TÓNICO DE FLORES DE PENSAMIENTO SILVESTRE PSORIASIS Y ACNÉ

INGREDIENTE:
• Flores de pensamientos silvestre
• 2 o 3 Onzas de agua

Modo de preparación y su uso:
Ponga a hervir las flores de pensamiento silvestre. Luego tápela 10 minutos. Cuele y póngala en una botella. Empape compresas de algodón con el tónico y póngaselo en la cara varias veces al día.

TÓNICO DE TÉ VERDE PIELES MADURAS Y CANSADAS

INGREDIENTES:
• Hojas de té verde o bolsita ya preparadas
• 2 o 3 Onzas de agua caliente

Modo de preparación y su uso:
En una taza de agua caliente ponga las hojas del té o la bolsita ya preparada. Déjela reposar 10 minutos luego cuele y viértalo en una botella con atomizador y póngala en el refrigerador, hasta que lo vaya a usar. Puede rociar la piel o ponerlo con un algodón empapado en tónico y lo aplica con suaves toquecitos.

TÓNICO DE PETALOS DE ROSA
TODO TIPO DE PIEL

INGREDIENTES:
• Pétalos de rosa
• 2 o 3 Onzas agua

Modo de preparación y su uso:
Hierva agua en un recipiente y coloque los pétalos de rosa. Tápelo y déjelo reposar hasta que se enfrié luego frote con sus manos los pétalos de rosa. Luego cuélelo y póngalo en una botella de spray. Guárdelo en el refrigerador hasta que lo vaya a usar. Este tónico es excelente para rociar su cuerpo después del baño.

TÓNICO DE ROSA Y FLORES DE AZAHAR
PARA DESPUÉS DEL BAÑO

INGREDIENTES
• 2 Onzas de agua de rosas
• 2 Onzas de agua de azahar
• 2 Onzas de agua destilada

Modo de preparación:
Ponga el agua de rosa y de azahar en un frasco, tibie el agua destilada y échela en el frasco déjela reposar y luego póngala en el refrigerador hasta que la vaya a usar. Este tónico es excelente para rociar el cuerpo después del baño.

EXFOLIANTES

UNA PIEL LIBRE DE IMPUREZAS

La exfoliación en un proceso que ayuda a remover las células muertas que se acumulan en la piel y que obstruyen los poros. Cuando se hace una exfoliación se abren los poros y la piel recibe oxigeno permitiendo una mejor penetración de los productos, la exfoliación estimula la circulación sanguínea y regenera los tejidos. Según el tipo de piel, la exfoliación puede realizarse 2 veces a la semana en el caso de las pieles grasas y si es seca cada 15 días. Las pieles jóvenes suelen presentar exceso de sebo y por eso es mejor exfoliarse hasta tres veces a la semana. Las pieles jóvenes deben evitar aquellos exfoliantes a base de retinol (Vitamina A) o ácidos frutales denominados alfa-hidroxiácidos, ya que estos ejercen una acción demasiado fuerte, y las pieles jóvenes no necesitan productos tan abrasivos. Lo más recomendables son los exfoliantes naturales para todas las pieles ya que estarán más protegidas.

A continuación te presento una serie de recetas de exfoliantes que puedes hacer tanto para el cuerpo como para el rostro. Son muy fáciles de preparar en tu propia casa y sin tener que gastar mucho dinero. Te aseguro que será divertido y tu Piel lucirá resplandeciente y suave como la piel de un bebe.

EXFOLIANTE CORPORAL DE ALMENDRAS
TODO TIPO DE PIEL

INGREDIENTES:
- ½ Onza de almendras
- 3 a 5 Cucharadas de miel de abejas
- ½ Taza de jugo de limón

Modo de preparación y su uso:

Triture las almendras hasta que estén molidas como polvo, luego colócalas en un recipiente y échele la miel y el jugo de limón. Remuévelo bien hasta que este cremosa. Humedezca la piel en la bañera y comience aplicarla por el cuerpo y cara suavemente con movimientos circulares durante 5 a 10 minutos tiempo para levantar las células muerta que se ha acumulado en la piel. Luego enjuague con mucha agua. Seque y Póngase una crema humectante.

EXFOLIANTE NUTRITIVO DE AGUACATE
TODO TIPO DE PIEL

INGREDIENTES:
- 1 Aguacate
- ½ Taza de azúcar
- 3 Cucharada de miel de abejas

Modo de preparación y uso

Quítele la cáscara al aguacate, póngalo en un recipiente y tritúrelo con un tenedor hasta que se haga un puré, agréguele el azúcar y la miel de abeja, siga moviendo hasta que la pasta este granulada y cremosa.

Introdúzcase en la bañera y humedezca la piel. Luego con una brocha o con las yemas de los dedos comience aplicárselo y frótese la piel con movimientos circulares para remover las células muertas. Mantenga esos movimientos por 5 a 10 minutos hasta que sienta la piel limpia. Luego enjuague con mucha agua templada. Seque y aplique una loción hidratante.

EXFOLIANTE DE ALBARICOQUE Y LECHOZA
TODO TIPO DE PIEL

INGREDIENTES:
- ½ Albaricoque
- ¼ De lechosa
- ½ Taza de azúcar
- Agua

Modo de preparación:
Triture todos los ingredientes en la licuadora o con un tenedor en un recipiente, luego agréguele la azúcar y un poco de agua, remueva hasta mezclarlo bien. Ya en la bañera humedezca la piel con agua y proceda a aplicarse la exfoliante con movimientos circulares para remover las células muertas acumuladas en la piel. Enjuague con mucha agua. Seque y aplique una loción para el cuerpo o rostro.

EXFOLIANTE CORPORAL Y FACIAL
DE ALMENDRAS Y AVENA
TODO TIPO DE PIEL

INGREDIENTES:
- 2/3 Taza de almendras
- ½ Taza de almendras
- ½ Cucharada hojas de manzanilla o 5 gotas del aceite esencial de manzanilla
- ½ Taza yogurt

Modo de preparación y su uso:
Ponga todos los ingredientes en una licuadora, y tritúrelo hasta que se forme una pasta. Vierta la mezcla en un recipiente con tapa y póngala en el refrigerador, hasta que lo vaya a usar. Humedezca su piel en la bañera y aplíquela con la palma de las manos, frótese con movimientos circulares para remover las células muertas. El yogurt contiene ácidos alfa hidróxido que ayuda a renovar la piel. Enjuague Y aplique una crema para el cuerpo.

EXFOLIANTE DE TORONJA
TODO TIPO DE PIEL

INGREDIENTES:
- 1 ½ Taza de azúcar blanca
- 1 Taza de jugo de toronja
- 1 Taza de Jugo de limón
- ¼ Taza de aceite de jojoba o almendras

Modo de preparación y su uso:
En un recipiente ponga el azúcar y agregue el jugo de toronja el jugo de limón y el aceite de jojoba o de almendras. Mézclelo bien hasta que se haga una crema. Humedezca el cuerpo en la bañera y con las manos aplique la crema y haga un masaje con movimientos circulares en todo su cuerpo. Enjuague con mucho agua. Seque y póngase una crema hidratante.

EXFOLIANTE DE CAFÉ
TODO TIPO DE PIEL

INGREDIENTES:
- 2 Taza de café en polvo
- 2 Cucharada de aceite de almendras
- ½ Taza de azúcar

Modo de preparación y su uso:
Ponga todos los ingredientes en un recipiente muévalo hasta que se haga una pasta Cremosa. Humedezca la piel con agua tibia y luego aplique la crema exfoliante por todo el cuerpo con movimiento circulares en forma de masaje. Enjuague con mucho agua seque y póngase una loción para el cuerpo.

EXFOLIANTE DE CAFÉ
TODO TIPO DE PIEL

INGREDIENTES:
- 1 Taza de café
- 1 Taza de sal
- ½ Taza de agua

Modo de preparación y su uso:
Mezcle todos los ingredientes en un recipiente hasta que se forme una pasta cremosa. Cuando este en la bañera humedezca el cuerpo y con las manos aplíquese el producto masajeando con movimientos circulares ascendentes. Trabaje el cuerpo y el rostro y luego enjuáguese con mucha agua. Seque y aplique una loción humectante.

EXFOLIANTE DE ACEITES ESENCIALES
FACIAL Y CORPORAL

INGREDIENTES:
- 20 Gotas de lavanda
- 20 Gotas de eucalipto
- 1 Taza de azúcar
- 4 Onzas de aceite de almendras

Modo de preparación y su uso:
Ponga la azúcar en un recipiente y agregue el aceite esencial de lavanda, eucalipto, y el aceite de almendras, mézclelo bien. Ya en la bañera humedezca la piel y aplíquelo en el cuerpo frotándose suavemente hasta que sienta la suavidad de su piel. Enjuague y póngase una loción corporal.

EXFOLIANTE DE PIÑA
TODO TIPO DE PIEL

INGREDIENTES:
- ½ Piña
- 1 Taza de azúcar
- 3 Cucharadas de miel de abejas
- 5 Cucharadas de aceite de almendras

Modo de preparación y su uso:
Tritura la piña en una licuadora, luego vierta la crema en un recipiente y agregue los demás ingredientes, muévalo bien hasta que este bien mezclado. Ya en la bañera aplíqueselo en el cuerpo dándose masaje con movimientos circulares ascendentes comenzando por los pies para levantar las células muertas. Enjuague y seque. Póngase una loción hidratante.

EXFOLIANTE DE HARINA DE MAIZ
TODO TIPO DE PIEL

INGREDIENTES:
- 1 Taza de harina de maíz
- 3 Cucharadas de miel de abejas
- 1 Taza de jugo de naranjas

Modo de preparación y su uso:
Vierta la harina en un recipiente, agrégale la miel de abejas y el jugo y de naranja, mézclelo bien y déjelo reposar 5 minutos luego en la bañera con la piel mojada te aplicas la exfoliante masajeando todo el cuerpo, enjuague con mucha agua. Secas y pones tu loción preferida.

EXFOLIANTE DE MANGO
PARA TODO TIPO DE PIEL

INGREDIENTES:
- 1 Mango
- 1 Taza de azúcar

Modo de preparación y su uso:
Pele el mango, retírele la semilla y bata la pulpa en una licuadora. Vierta la crema en un recipiente plástico agréguele el azúcar, remuévalo hasta que este bien mezclado. Puede guardarlo en el refrigerador en un envase con tapa y usarlo cuando quieras. Después de humedecer tu cuerpo en la bañera, aplique la exfoliante y trabájela con movimiento circulares para remover las células muertas. Enjuague con abundante agua. Seque póngase una loción para el cuerpo.

EXFOLIANTE DE FRESA
PARA TODO TIPO DE PIEL

INGREDIENTES:
- 10 a 20 fresas
- ½ Taza de aceite de oliva
- 1 Taza de azúcar

Modo de preparación y su uso:
Triture las fresas y agréguele la azúcar y el aceite de oliva mézclelo bien Hasta que se haga una pasta cremosa. Ya en la bañera humedezca el cuerpo y con la mano aplíquese el producto masajeando con movimientos circulares ascendentes para levantar las células muertas y oxigenar la piel. Trabaje todo el cuerpo y luego enjuague con mucha agua. Seque y aplique una loción humectante.

CEPILLOS PARA LA PIEL

Cuidar nuestra piel debe ser parte de nuestra rutina de belleza diaria; los cepillos de cerdas naturales son una herramienta muy útil en los tratamientos de belleza, tanto corporal como facial. El cepillado ayuda a la alimentación y oxigenación de la piel, elimina las células muertas, activa la circulación sanguínea, abre los poros, elimina las toxinas acumulada en el cuerpo y remueve los nódulos de grasa en los tejidos y que producen la indeseada celulitis, que tanto nos preocupa a las mujeres.

Cuando realice un cepillado comience masajeando los pies con movimientos circulares ascendentes de derecha a izquierda y va subiendo hasta la cintura para así ayudar a que los desechos tóxicos se eliminen a través de los ganglios linfáticos. Luego tome un baño regular o llene la bañera de agua y agréguele sales aromáticas, hiervas o aceites esenciales. Los cepillos de cerdas naturales que puedes usar se pueden conseguir en cualquier tienda por departamentos.

LAS MASCARILLAS
GRANDES COMPLICES DE LA BELLEZA

Desde la antigüedad hasta nuestros días las mascarillas faciales y corporales han jugado un rol importante en los tratamientos de belleza. Un ejemplo de ello fue la Reina Cleopatra quien dormía con una mascara de oro para atrapar su brillo y retrazar el envejecimiento y además cuenta la historia que se bañaba con leche de burra, vaca y de camello para relajar y suavizar la piel.

Las mascarillas aportan salud y bienestar a la piel son limpiadoras, exfoliantes, humectantes, nutritivas y purificadoras. Todo va a depender de su piel y la condición a tratar. Las mascarillas caseras hecha a base de frutas, vegetales, yogurt, leche, avena, almendras, huevos hierbas, miel, entre otros ingredientes naturales, son excelentes para mantener su piel joven, hidratada, bella y en salud.

Todas las recetas de mascarillas que les presento en este libro también se pueden Preparar para el cuerpo como el rostro agregando mayor cantidad de ingredientes.

MASCARILLA FACIAL DE UVAS
PIELES SECAS Y DESHIDRATADAS

INGREDIENTES;
• 1 Onza de uvas
• 1 Cucharada miel de abejas

Modo de preparación y su uso:
Triture las uvas en un recipiente y agréguele la miel, remueva hasta que se haga una crema, limpie la cara y con un pincel aplique la mascarilla en el rostro y cuello. Busque un lugar Cómodo recuéstese y déjela reposar por 20 minutos. Luego retire con mucha Agua. Seque y aplique una loción hidratante.

MASCARILLA DE MELÓN
PIEL SECA Y MIXTA

INGREDIENTES:
• ½ Melón

Modo de preparación y su uso:
Prepara una mezcla con la pulpa de la fruta en la licuadora, ponla en un recipiente y con una brocha ponla en tu rostro y cuello por 15 minutos.
Enjuagas con agua templada. Luego ponte un tónico.

MASCARILLA DE HUEVO
PIELES SECAS

INGREDIENTES:
• 1 Huevo
• 1 Cucharada de aceite de oliva
• ½ Taza de harina de avena

Modo de preparación y su uso:
Bata la yema de huevo en un recipiente y agregue la avena y una cucharadita de aceite de oliva, mezcle bien todos los ingrediente y después de limpiar la piel aplique la mascarilla en el rostro y cuello y déjala reposar por 15 minutos. Lave con mucho agua tibia y luego haga un enjuague final con agua fría. Seque y aplíquese una loción hidratante.

MASCARILLA DE CALENDULA
PIEL SECA Y MIXTA

INGREDIENTES:
• 7 g De cera de abeja
• 5 g De manteca de cacao
• 5 g De lanolina

Modo de preparación y su uso:
En un recipiente a baño maría ponga la cera de abeja y la mantequilla de cacao. Una vez derretido, agregar 30 g de aceite de caléndula. Retirar del fuego y añadir 20 g. de infusión de flor de caléndula (elaborada aparte). Dejar refrescar y aplicar sobre el rostro por 15 minutos. Retirar con agua tibia.

MASCARILLA FACIAL DE AROMATERAPIA
PIELES SECAS

INGREDIENTES:
- 2 Gotas de sándalo
- 1 Gota de espliego
- 1 Gota de manzanilla
- 1 Cucharada de agua de azahar
- 2 Cucharadas de miel
- ½ Taza de yogurt

Modo de preparación y su uso:
En un recipiente mezcle el yogurt con los aceites esenciales remuévalo hasta formar una crema suave. Con la Piel limpia extienda la mezcla con un pincel por el rostro y cuello. Déjela por 5 a 10 minutos hasta que deje de sentir la sensación de frescor y luego enjuague con agua templada. Aplíquese una loción hidratante.

MASCARILLA DE HARINA DE ARROZ Y MIEL
PIEL NORMAL/ MIXTA

INGREDIENTES:
- 50 g de harina de arroz
- 1 Clara de huevo
- 3 Cucharada de miel

Modo de preparación y su uso:
Mezcle todos los ingredientes hasta formar una pasta. Luego, bata la clara de huevo y agregar a la preparación. Aplicar sobre el rostro y dejar puesta la mascarilla por 15 minutos. Retirar con agua tibia.

MASCARILLA FACIAL DE PAPA Y YOGURT
PIELES SECAS Y MUY SECAS

INGREDIENTES:
- 1 Papa
- 2 Cucharadas de aceite de oliva
- 2 Cucharadas de yogurt

Modo de preparación y su uso:
Raye una papa, póngala en un recipiente y agréguele el aceite de oliva y el yogurt mézclelo bien y con un pincel aplíquelo en rostro y cuello. Déjelo actuar por 15 minutos, enjuague con mucho agua. Seque, y rocíe con un tónico, deje que la piel lo absorba y luego aplique una loción hidratante.

MASCARILLA DE PLATANO
PIEL NORMAL / MIXTA

INGREDIENTES:
- 1 Plátano

Modo de preparación y su uso:
Preparar un puré con un plátano y extenderlo sobre el rostro con la punta de los dedos. Dejar actuar unos minutos y retirar con agua fría. Luego ponte un tónico y después tu crema hidratante.

MASCARILLA DE ESTRACTO
DE SABILA CALENDULA
PIEL FLACIDA Y CANSADA

INGREDIENTES:
- Extracto de zábila
- Vitamina E
- Caléndula
- Romero
- Cola de caballo
- Agua de rosa

Modo de preparación y su uso:
Mezcle todos los ingredientes en un recipiente y remuévalo hasta formar una crema, tápelo y deje reposar por 5 minutos con un pincel aplique la mascara con la piel ya limpia y déjela actuar por 15 minutos. Remueva con algodón mojado y aplique una loción hidratante.

Pinceladas
Puede usar los ingredientes en aceite esencial o la infusión de las hierbas.

MASCARILLA DE UVAS Y CEREZA
PIELES DESHIDRATADAS,
ENVEJECIDAS Y MANCHADAS

INGREDIENTES:
- 5 Uvas verdes
- 5 Cerezas
- 4 Cucharadas de avena
- 4 Cucharadas de leche

Modo de preparación y su uso:
Triture con un tenedor cinco uvas verdes y cinco cerezas hasta logra una masa consistente. Mezclar con 3 cucharadas de avena y 3 cucharadas de leche entera. Aplicar sobre el rostro y retirar después de 15 minutos.

MASCARILLA DE AVENA Y ALMENDRAS
PIELES MIXTA

INGREDIENTES:
- ½ Taza de avena
- ¼ De salvado
- 3 a 5 Almendras
- 3 Cucharada de agua

Modo de preparación y su uso:
Triture las almendras y póngala en un recipiente, luego agréguele los demás ingredientes. Mézclelo bien y déjelo reposar unos minutos. Limpie el rostro y aplique la mascarilla con una brocha, quédese con ella Por 10 a 15 minutos. Lávese con mucho agua, seque y rocié con un tónico que sea para su tipo de piel.

MASCARILLA DE FRAMBUESAS
PIEL DESHIDRATADA

INGREDIENTES:
- 5 a 10 Frambuesas
- 1 Taza pequeña de yogurt

Modo de preparación y su uso:
Triture las frambuesas y póngala en un recipiente, luego agréguele el yogurt mézclelo bien y déjelo reposar unos minutos. Limpie el rostro y aplique la mascarilla con una brocha, quédese con ella Por 10 a 15 minutos. Lávese con mucho agua, seque y rocié con un tónico que sea para su tipo de piel.

MASCARILLA FACIAL DE AVENA
PIEL SECA/ NORMAL

INGREDIENTES:
- ½ Taza de avena
- 2 Cucharadas de miel
- 2 Cucharadas de jalea real
- 3 Onzas de agua

Utensilios:
- 1 Gasa 4x 4
- Recipiente
- Pincel

Modo de preparación y su uso:
Mezcle todos los ingredientes hasta obtener una pasta cremosa, limpie rostro y cuello. Humedezca la gasa con un tónico y póngasela sobre el rostro y con el pincel aplique la mascarilla sobre la cara y cuello. Déjela reposar 15 minutos. Retire la gasa y enjuague con agua fresca. Seque y póngase una loción hidratante.

MASCARILLA DE GERMEN DE TRIGO
PIELES DESHIDRATADAS

INGREDIENTES:
- 4 Cucharadas de germen de trigo
- 1 Zanahoria

Modo de preparación y su uso:
Ponga a hervir la zanahoria, después de cocida tritúrela con un tenedor
Agréguele el germen de trigo, mezcle bien y con las manos póngasela en el rostro y cuello. Déjela por 20 minutos luego enjuague. Seque y rocié con un tónico.

MASCARILLA DE NARANJA
PIELES SECAS Y DESHIDRATADA

INGREDIENTES:
- 1 Onza de jugo de naranja
- 1 Cucharada de aceite de oliva
- ½ Taza de yogurt
- 1 Cucharada de arcilla

Modo de preparación y su uso:
En un recipiente mezcle todos los ingredientes hasta que se forme una crema y con la ayuda de una brocha aplíquelo en el rostro y cuello. Deje reposar por 20 minutos. Retire con abundante agua, luego con una toalla seque dándose toques suaves, luego aplique una loción humectante para su tipo de piel.

MASCARILLA DE MELOCOTÓN
PIELES SECAS Y DESHIDRATADAS

INGREDIENTES:
- 1 Melocotón
- 1 Huevo

Modo de preparación y su uso:
Colocar en una batidora un melocotón mediano maduro y batir hasta obtener una masa consistente. Luego, mezclar con la yema de un huevo y aplicar directamente sobre el rostro durante 20 minutos. Pasado ese tiempo, aclarar con agua tibia.

MASCARILLA DE ARCILLA Y GERMEN DE TRIGO
TODO TIPO DE PIEL

INGREDIENTES:
- 2 Cucharada de arcilla
- 1 Cucharada germen de trigo
- 1 Cucharada de aceite de almendra
- Agua

Modo de preparación y su uso:
En un recipiente plástico mezcle todos los ingredientes y muévalo hasta que se forme una crema suave. Después de haber limpiado la piel previamente, aplique la mascarilla con la ayuda de un pincel sobre el rostro y cuello y déjela reposar por 10 minutos y luego retírela con mucha agua. Seque y aplique una loción para su tipo de piel.

MASCARILLA CALMANTE
PIEL MATRATADA POR EL SOL

INGREDIENTES:
- 1 Taza de yogurt
- 3 Cucharada de harina de avena
- 2 Gotas aceite de jazmín, lavanda o manzanilla

Modo de preparación y su uso:
Mezclar el yogurt frío con la harina de avena, remover hasta que se haga una crema, agréguele unas gotas de jazmín, lavanda o aceite esencial de manzanilla. Aplíquesela con una brocha por el rostro y cuello. Enjuague, seque y rocié un tónico.

MASCARILLA FACIAL DE ZANAHORIAS REAFIRMANTE

INGREDIENTES:
• 2 a 3 Zanahorias
• 4 Cucharadas de miel

Modo de preparación y su uso:
Cocine la zanahorias y tritúrela hasta que se haga un puré, agréguele la miel y mezcle bien hasta que este suave y cremosa. Limpie rostro y cuello con su limpiadora y con la ayuda de un pincel aplique la mascarilla déjela actuar por 10 minutos, luego enjuáguela con agua fría. Seque y aplique su crema habitual.

MASCARILLA EXFOLIANTE TONIFICANTE
TODO TIPO DE PIEL (Elimina los puntos negros)

INGREDIENTES:
• 1 Cucharada de almidón de maíz
• 2 o 3 Fresas
• 1 Huevo
• Agua de Rosas

Modo de preparación y su uso:
Tiene que hervir una cucharada de almidón de maíz hasta obtener una pasta, luego añada el puré de fresas, una clara de huevo y un poco de agua de rosas (añadir lentamente para evitar diluir la mezcla). Con la piel ya limpia aplícate la mezcla en la cara y cuello y déjala hasta que esté completamente dura y luego suavemente despégala. Retira los residuos con una toallita húmeda y rocía tónico.

MASCARILLA ESTIMULANTE DE FRESA
PIELES CANSADAS

INGREDIENTES:
- 4 a 5 Fresas
- 2 Cucharaditas de crema de leche
- 1 Cucharaditas de miel

Modo de preparación y su uso:
Lave las fresas en agua tibia y séquelas bien, tritúrelas con un tenedor y añada la crema de leche y la miel. Mezcle Hasta que se haga una crema suave. Aplique esta crema con un pincel en la cara y cuello Con cuidado de no tocar los ojos, deje actuar la mascarilla por 30 minutos. Enjuague, seque y póngase una loción refrescante

Contraindicaciones:
Las personas con piel sensible o quemadas por el sol pueden tener reacciones alérgicas a las fresas.

MASCARILLA EXFOLIANTE
TODO TIPO DE PIEL

INGREDIENTES:
- 1 Taza de yogurt
- 3 o 4 Cucharada de polvo de gelatina sin sabor

Modo de preparación y su uso:
Mezcle el yogur natural con el polvo de gelatina sin sabor. Con una brocha Colóqueselo en el rostro y cuello, déjelo secar por varios minutos y retire con ayuda de una toallita y agua fría, con suaves masajes circulares. Póngase un tónico.

MASCARILLA DE MELOCOTÓN
PIEL SECAS Y CANSADAS

INGREDIENTES:
- 1 Melocotón
- 1 Cucharadita aceite de oliva
- 1 Cucharadita de aceite de almendra

Modo de preparación y su uso:
Triture el melocotón en un recipiente y agregue los aceites, remuévalo hasta que este cremosa y con un pincel aplique en rostro y cuello después de haberla limpiado previamente. Déjela reposar por espacio de 10 a 15 minutos luego retírela con agua templada, seque y rocíe con un tónico y deje que la piel lo absorba. Póngase una loción hidratante para su tipo de piel.

MASCARILLA DE GUINEO
PIEL SECA Y SENSIBLE

INGREDIENTES:
- 1 Guineo
- 1 Cucharada de miel

Modo de preparación y su uso:
Triture el guineo hasta que se haga un puré, mézclelo con la miel y remueva hasta que este bien mezclado. Límpiate la cara y con una brocha extiende en tu rostro y cuello la mascarilla, déjala por 15 minutos. Retírela con agua fría.

MASCARILLA FACIAL DE AGUACATE
PIEL SECA

INGREDIENTES:
• ½ Aguacate
• 1 Cucharadita de aceite de oliva

Modo de preparación y su uso:
Coloque en un recipiente el aguacate y tritúrelo con un tenedor hasta que se forme un puré y luego agregue el aceite de oliva, muévalo bien hasta que este bien mezclado. Limpie la piel de su rostro y cuello hasta que no queden residuo de impurezas, aplique con una brocha la mascarilla y déjela reposar por 10 a 15 minutos luego remuévala con mucha agua templada, Seca y tonifica, el resultado será una piel suave y revitalizada.

MASCARILLA DE LEVADURA DE CERVEZA
PIEL SECA

INGREDIENTES:
• 1 Cucharada de levadura de cerveza
• 2 Yemas de huevo
• 2 Cucharaditas de miel
• ½ Taza de leche

Modo de preparación y su uso:
Mezcle todos los ingredientes en una sopera y muévalo hasta formar una pasta cremosa. Luego de limpiar bien el rostro con su crema limpiadora aplique la mascarilla en el rostro y cuello. Déjela actuar por 20 minutos. Retírela con agua tibia, seque y aplique una loción hidratante.

MASCARILLA DE HUEVO Y MIEL
PIEL EXTREMADAMENTE SECA

INGREDIENTES:
- 1 Huevo
- 1 Cucharadita de miel
- 1 Cucharada de agua de pétalos de rosa

Modo de preparación y su uso:
Mezcle todos los ingredientes y cuando este cremosa aplíquelo en el rostro y cuello con una brocha de cerdas suave, Déjelo actuar por 15 minutos y retire con agua tibia. Seque y póngase una loción hidratante.

MASCARILLA DE HUEVO Y ALMENDRAS
PIEL SECA / MUY SECA

INGREDIENTES:
- 1 Yema de huevo
- 1 Cucharadita de aceite de almendra
- 1 Cucharadita de miel

Modo de preparación y su uso:
Mezcle todos los ingredientes, bátalo hasta que se ponga cremosa y aplíqueselo en cara y cuello por espacio de 20 minutos, luego se retírelo con agua tibia seque y póngase una crema humectante.

MASCARILLA FACIAL DE LECHOSA Y MIEL
PIEL SECA

INGREDIENTES:
- ½ Lechosa (papaya)
- 1 Cucharadita de miel

Modo de preparación y su uso:
Tritura un pedazo de lechosa en la licuadora viértelo en un recipiente y agrega una cucharada de miel de abeja Muévelo y luego con una brocha aplícalo en el rostro y cuello por 20 minutos luego retíralo con agua fría Seca y pones tu loción hidratante.

MASCARILLA DE YOGURT
PIEL SECA

INGREDIENTES:
- 2 a 3 Cucharadas yogurt natural
- 1 Cucharadita de aceite de oliva
- 2 Cucharaditas de miel
- 1 Yema de huevo

Modo de preparación y su uso:
Mezcla todos los ingredientes en una sopera plástica muévelo hasta formar una pasta bien homogénea y con una brocha aplíquela sobre el rostro y cuello siempre protegiendo el área del contorno de los ojos. Déjela actuar por 20 minutos y luego retírela con agua templada. Seque y aplique una loción humectante.

MASCARILLA DE YOGURT
PIEL MIXTA

INGREDIENTES:
- 2 a 3 Cucharada de yogurt
- 1 Cucharada de miel
- 14 Gotas de jugo de limón

Modo de preparación y su uso:
En un recipiente haga una mezcla de todos los ingredientes y muévalo hasta que estén bien mezclados, Luego después de limpiar su rostro y cuello con su limpiadora aplique la mascarilla evitando el contorno de los ojos. Déjela por 20 minutos aproximadamente y enjuague con agua templada. Seque y aplique su loción habitual.

MASCARILLA DE PEPINO Y ALOE VERA
PIEL NORMAL

INGREDIENTES:
- ½ Pepino
- Pulpa de aloe vera

Modo de preparación y su uso:
Bata en la licuadora el pepino y la pulpa de una penca de aloe vera con un poquito de agua destilada, luego viértalo en un recipiente y con una brocha aplique en el rostro y cuello después de haberlo limpiado. Deje reposar la mascarilla por 20 minutos y luego retire con mucha agua templada.

MASCARILLA FACIAL DE PEPINO Y MANZANA
PIEL NORMAL/ MIXTA

INGREDIENTES:
- ½ Pepino
- ½ Manzana
- 1 Cucharada de Jugo De Limón

Modo de preparación y su uso:
Mezclar todos los ingredientes en una licuadora, luego viértalo en un recipiente y mézclelo, y con una brocha de cerdas suave aplíquelo en el rostro y cuello, déjelo reposar por 10 minutos y después retírelo con agua, seque y póngase una loción humectante Para su tipo de piel.

MASCARILLA FACIAL DE MANGO Y AVENA
PIELES NORMAL-MIXTA

INGREDIENTES:
- ½ Mango
- ½ Taza de avena

Modo de preparación y su uso:
Triture la pulpa del mango en la licuadora y luego póngalo en un recipiente y mézclelo con la avena hasta que se haga una pasta cremosa. Después de limpiar bien su rostro y cuello con una limpiadora aplique la mezcla con una brocha cuidando siempre de no tocar el contorno de los ojos. Busque un lugar cómodo, recuéstese y déjela actuar por 30 minutos, Luego retírela con agua fría. Seque y póngase una humectante.

MASCARILLA FACIAL DE AROMATERAPIA
PIEL NORMAL / GRASA

INGREDIENTES:
- 2 Gotas de limón
- 1 Gota de geranio
- 1 Gota de ylang-ylang
- ¼ Taza de yogurt

Modo de preparación y su uso:
Ponga el yogur en un recipiente y agréguele los aceites esenciales remuévalo bien hasta que este bien mezclada. La mascarilla se aplica con la piel limpia. Extiéndala con un pincel en el rostro y cuello. Déjela actuar por 5 minutos, lávese con mucho agua y aplíquese una loción humectante.

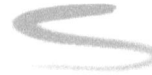

RECOMENDACIÓN:
Aplíquese esta mascarilla una vez por semana.

MASCARILLA DE LECHE MIEL
Y LEVADURA DE CERVEZA
PIEL DESHIDRATADA Y SIN VITALIDAD

INGREDIENTES:
- 1 Cucharada de miel de abejas
- 1 Cucharada de leche
- 1 Cucharada de levadura en polvo

Modo preparación y su uso:
Mezclar en un recipiente todos los ingredientes hasta obtener una pasta homogénea Luego aplicarla sobre su rostro y cuello con la ayuda de una brocha de cerdas suave teniendo Cuidado de no tocar el contorno de los ojos. Déjela reposar por 15 minutos y retírela con mucha agua templada. Seque y rocíe un tónico de manzanilla.

MASCARILLA DE PAPAYA
TODO TIPO DE PIEL

INGREDIENTES:
• 1 Pedazo de lechosa (papaya)

Modo de preparación y su uso:
Haga un puré y aplíquelo sobre el rostro y el cuello, déjelo actuar durante 10 minutos máximo, posteriormente enjuague con abundante agua tibia y al finalizar con agua fría, así cerraremos todos los poros. Especial para la piel seca.

MASCARILLA FACIAL DE GUAYAB,
MANGO, LECHOZA Y MIEL
NUTRICIÓN Y LUMINOSIDAD

INGREDIENTES:
• ½ Mango
• ½ Lechosa
• ½ Guayaba
• 1 Cucharada de miel

Modo de preparación y su uso:
Ponga todos los ingredientes en un recipiente y tritúrelo con un tenedor o en una licuadora, Luego agregue la miel y remuévalo hasta obtener una mezcla bien espesa, Despés de haber limpiado su rostro y cuello con su limpiadora proceda a aplicar con un pincel la mascarilla y déjela actuar por 30 minutos para que los principios activos penetren. Enjuague con mucho agua fría, seque y rocié con un tónico.

MASCARILLA DE ZANAHORIAS
ARRUGAS Y ACNÉ

INGREDIENTES:
• 2 Zanahorias

Modo de preparación y su uso:
Corte las zanahorias y póngala a cocinar al vapor, espere que este casi blanda y retírela del vapor y en un recipiente de cristal, macháquela hasta que se haga un puré. Póngasela en el rostro y cuello por 15 minutos. Retírela con agua fría. No olvide rociar tónico y déjelo que la piel lo absorba.

MASCARILLA FACIAL DE LECHE Y MIEL
REVITALIZANTE

INGREDIENTES:
• 1 Onza de leche
• 1 Cucharada miel
• 1 Onza de Jugo de naranjas

Modo de preparación y su uso:
Mezcla todos los ingredientes en un recipiente y con una brocha aplícalo en el rostro y cuello déjala actuar por 10 minutos y retírala con agua fría. Secas y aplicas una crema humectante.

MASCARILLA DE MANZANA Y LECHE
PARA LAS ARRUGAS

INGREDIENTES:
• 1 Manzana verde
• 1 Cucharada de leche

Modo de preparación y su uso:
Corte la manzana en pedazos y póngalo en una licuadora, vierta el puré de manzana en un recipiente de cristal y póngale la leche, mézclelo bien hasta hacer una pasta cremosa. Aplíqueselo con una brocha por el rostro y cuello por 20 minutos, luego se retira con agua templada. Roció con tónico.

MASCARILLA DE TOMATE
TODO TIPO DE PIEL

INGREDIENTES:
• 1 Tomate
• 1 Cucharada de miel de abeja
• ½ Cucharada de aceite verde

Modo preparación y su uso:
Tome un tomate córtelo y tritúrelo bien, coloca la pasta en tu rostro y cuello y déjala reposar por 10 minutos Luego retírala con agua fría. Secas y pones tu loción astringente.

 **Recomendación:**
Puedes hacer esta mascarilla cuantas veces quieras hasta lograr los resultados que deseas.

MASCARILLA LIMPIADORA.
LECHE, MIEL, HUEVO
TODO TIPO DE PIEL

INGREDIENTES:
• 1 Cucharada de leche en polvo
• 1 Cucharada de miel
• 1 Clara de huevo

Modo de preparación y su uso:
Mezcle todos los ingredientes en un recipiente de cristal, remueva bien
Hasta hacer una pasta cremosa. Con una brocha póngasela en la
cara y cuello por 15 minutos. Retire con agua fría para cerrar los
poros . Seque y rocié su rostro con tónico.

MASCARILLA DE CHOCOLATE
TONIFICANTE Y ANTIOXIDANTE

INGREDIENTES:
• 6 Tabletas de chocolates
• 3 Gotas de aceite esencial de naranja

Modo de preparación y su uso:
Colocar en una olla pequeña las tabletas de chocolates, derretirlo en
baño de María Por ½ minuto y después que este derretido viértalo en
un recipiente no metálico, agréguele las 3 gotas del aceite esencial de
naranja, remuévalo bien hasta que este bien mezclado y tibio. Limpie
su rostro con una limpiadora que vaya con su tipo de piel luego con un
pincel aplique la mascarilla por su rostro y cuello, cerciórese antes de
que no este muy caliente. Déjela actuar por 8 minutos, luego retírela
con mucha agua templada. Seque y rocié con tónico, deje que la piel lo
absorba y luego ponga una loción humectante.

Recomendación: Esta mascarilla le dará excelentes
resultados si se la pone mínimo una vez por semana.

MASCARILLA HIDRATANTE DE MANÍ
PIEL SECA

INGREDIENTES:
- 2 a 3 Cucharadas de crema de maní
- 1 Cucharada de aceite de oliva
- 1 Cucharada de miel

Modo de preparación y su uso:
En un recipiente de cristal mezcle los ingredientes y tritúrelo bien.
Con una brocha póngaselo en el rostro y cuello por 15 minutos,
luego retire con agua templada.

MASCARILLA HIDRATANTE DE KIWI
PIELES DESHIDRATADAS

INGREDIENTES:
- 1 o 2 Kiwi
- 1 Cucharada de miel
- 1 Taza de Yogurt

Modo de preparación y su uso:
Coloque el kiwi en un recipiente y tritúrelo con un tenedor, luego
agrégale la miel y el yogurt. Muévalo hasta formar una pasta
cremosa. El próximo paso es limpiar su rostro y cuello con una
limpiadora y luego rociar con un tónico y con la ayuda del pincel
coloque la mascarilla y déjala reposar por 10 a 15 minutos. Pasado
este tiempo retírela con agua templada y después seque y ponga una
loción hidratante.

MASCARILLA PARA ACLARAR LA PIEL

INGREDIENTES:
• 50 Gr Mantequilla de cacao
• 1 Zanahoria

Modo de preparación y su uso:
En un recipiente de cristal derrita la mantequilla de cacao a baño de maría. Hierva la zanahoria y tritúrela y mescle ambos ingredientes hasta formar una pasta cremosa. Aplíquesela en la piel por 15 minutos, luego retire con una toallita tibia.

MASCARILLA DE GROSELLAS ROJAS
PIEL DESVITALIZADA Y OPACA

INGREDIENTES:
• 2 Tasas de grosellas rojas
• ½ Tasa de levadura de cerveza

Modo de preparación y su uso:
Lave bien las grosellas, póngala en la licuadora y tritúrela hasta que se haga una crema, póngala en un recipiente y agréguele el polvo de levadura y remueva hasta que se haya mezclado bien. Después de haber limpiado la piel aplique la mascarilla con una brocha y déjela por 20 minutos, luego retírela con mucho agua fría, seque bien y póngase una loción humectante.

MASCARILLA YOGURT, LIMÓN Y MIEL PARA TODO TIPO DE PIEL

INGREDIENTES:
- 1 Taza de yogurt
- 1 Cucharada de miel
- 10 Gotas de limón

Modo de preparación y su uso:
Tibie la miel, mézclela con el jugo de limón el yogurt hasta conseguir una pasta cremosa. Aplíquesela en el rostro y cuello con una brocha, cuidado de no tocar los ojos, déjela actuar por 30 minutos. Enjuáguesela con agua tibia. Seque y rocié su rostro con un tónico.

MASCARILLA DE PEPINILLO TODO TIPO DE PIEL

INGREDIENTES:
- 1 Pepinillo
- 2 Cucharadas de leche en polvo
- 1 Clara de huevo
- 1 Cucharadita de miel de abejas

Modo de preparación y su uso:
Mezcle todos los ingredientes en un recipiente y remuévalo hasta formar una pasta cremosa. Limpie la piel y aplique con un pincel en rostro y cuello, deje por 30 minutos y enjuague con agua templada. Seque y aplíquese una loción humectante.

MASCARILLA DE YOGURT, CLARA DE HUEVO Y MIEL PARA TODO TIPO DE PIEL

INGREDIENTES:
- 1 Taza de yogurt
- 1 Clara de huevo
- 1 Cucharada de miel

Modo de preparación y su uso:
Mezcle todos los ingredientes y póngasela con una brocha en la cara y el cuello. Déjela actuar por 15 minutos. Enjuáguesela con abundante agua tibia y luego con agua fría para cerrar los poros. La puede hacer cada 15 días.

MASCARILLA FACIAL DE HARINA RENOVADORA

INGREDIENTES:
- 4 Tazas de agua
- 8 Pétalos de rosa
- 1 0 2 Cáscara de naranja
- 6 Cucharadas de leche
- 2 Cucharadas de miel
- 2 Cucharadas de agua de rosa
- 4 Cucharadas de harina integral

Modo de preparación y su uso:
Hierva el agua y retírela del fuego. Añada los pétalos de rosa y la cáscara de naranja, tape y deje reposar hasta que enfríe. En otra olla caliente la leche, el agua de rosas y la miel; apártela del fuego, añádale la harina y mezcle hasta hacer una pasta espesa déjela reposar y pasado unos minutos aplique la crema en la cara y cuello con la ayuda de una brocha déjela actuar por 15 a 20 minutos. Retire la mascarilla con la preparación del agua de rosa y la cáscara de naranja. Seque sin frotar y póngase una loción humectante.

MASCARILLA ANTIARRUGAS

INGREDIENTES:
- 2 Cucharada de Lanolina
- 1 Cucharadita de Jugo de limón
- 1 Cucharada de aceite de albaricoque
- 3 Gotas de tintura de Tintura de benzoina

Modo de preparación y uso:
Caliente la lanolina a baño de maría. Agregue los demás ingredientes y bata hasta formar una pasta cremosa. Aplíquesela en el rostro y déjela por 25 minutos. Retire con una toalla húmeda.

MASCARILLA DE TOMATE
POROS ABIERTOS / PIEL GRASA

INGREDIENTES:
- 1 Tomate

Modo preparación y su uso:
Coge un tomate córtalo y tritúralo bien, coloca la pasta en tu rostro y cuello y déjala reposar por 10 minutos. Luego retírala con agua fría. Secas y pones tu loción astringente.

Recomendación: puedes hacer esta mascarilla cuantas veces quieras hasta lograr los resultados que deseas.

MASCARILLA DE TOMATE, PEPINO, ALOE VERA, HOJAS DE MENTA. PIEL GRASA

INGREDIENTES:
- 2 Cucharada de yogurt
- 1 Pepino
- ½ Tomate
- 2 Cucharada de aloe vera
- 2 Hojas de menta

Modo de preparación y su uso:

En un recipiente ponga el yogurt, aloe vera, las hojas de menta machacada, el pepino y el tomate ya triturado, mézclelo todo hasta que tengas una pasta cremosa. Aplíquelo por 10 minutos. Luego lávese el rostro y cuello con agua tibia. Seque y rocié un tónico astringente.

MASCARILLA DE PAPA
PIEL GRASA

INGREDIENTES:
- 1 Papa
- 2 Cucharada de leche
- 1 Cucharada de jugo de limón

Modo de preparación y su uso:

Triture la papa y colóquela en un recipiente agréguele los demás ingrediente y mézclelo bien hasta que se haga una crema suave y consistente. Después de limpiar su rostro y cuello con una limpiadora para pieles grasa proceda a aplicar la mascarilla con una brocha evitando tocar el contorno de los ojos, busque un lugar cómodo y déjela actuar por 20 minutos. Enjuague con mucha agua fría

MASCARILLA PARA PIEL GRASA

INGREDIENTES:
- 1 Clara de huevo,
- 1 Tomate maduro,
- 1 Cucharada de levadura de cerveza
- 1 Taza de agua
- 3 Hojas de laurel seco.

Modo de preparación y su uso
Haga un té con el agua y el laurel y déjelo reposar hasta que se enfríe. Prepare la clara a punto de nieve y agréguele el tomate pelado y machacado. Agregue la levadura y dos cucharadas del té de laurel y revuélvalo todo. Aplíquelo a las zonas grasosas con un pincel y déjeselo por 15 minutos. Lávese la cara con lo que quede del té de laurel

MASCARILLA FACIAL DE FRUTAS
PIEL GRASA

INGREDIENTES:
- 3 Fresas
- 3 Ruedas de piña
- 10 Cucharada de arcilla
- 10 Onza de agua
- Jugo de limón

Modo de preparación y su uso:
Triture las fresas y la piña en la licuadora y póngala en un recipiente plástico, luego añada la arcilla, el jugo de limón y el agua, mézclelo todo y muévalo hasta lograr una pasta cremosa. Limpiar el rostro y cuello con la limpiadora que va con su tipo de piel, tonifique la piel y déjelo unos minutos luego con una brocha de cerdas suave comience a aplicar la mascarilla y déjela reposar por 20 minutos. Pasado estos retírela con mucho agua fría, luego seque y rocíese con un tónico de manzanilla, deje que la piel lo absorba y minutos después aplique la crema o loción que vaya con su tipo de pie.

MASCARILLA DE AVENA Y ARANDANO
PIEL GRASA

INGREDIENTES:
- 1 Taza de avena
- 1 Taza de arándano
- 1 Cucharada de miel

Modo de preparación y su uso:
Ponga los ingredientes en la licuadora y tritúrelo hasta que se ponga cremoso, luego viértalo en un recipiente. Limpie su rostro y cuello con una limpiadora para piel grasa, luego retire los residuos de impurezas que pudieran quedar con un algodón humedecido en tónico y con una brocha aplique la mascarilla y déjela secar por 15 minutos, Enjuágala con agua templada. Seque y roció su rostro nuevamente con el tónico.

MASCARILLA DE GUINEO (BANANO)
PIEL GRASA

INGREDIENTES:
- 1 Guineo
- 1 Cucharada de miel
- 5 Cucharada avena en Polvo

Modo de preparación y su uso:
Triture en una licuadora el guineo y échelo en un recipiente, luego mézclelo con la miel y la avena muévalo hasta que forme una pasta suave y homogénea. Límpiate la cara y con un pincel o las puntas de los dedos espárcela por el rostro y cuello, déjala actuar por 15 minutos y luego retírala con agua fría. Secas y aplicas una loción hidratante.

MASCARILLA DE GREEN-TEA / TEA VERDE
TODO TIPO DE PIEL/ ELASTICIDAD Y FIRMESA

INGREDIENTES:
• 2 a 3 Cucharada de Green-tea
•1 Onza de agua

Modo de preparación y su uso:
En un recipiente no metálico agregue los ingredientes y remuévalo con una espátula hasta que este cremoso. Límpiese el rostro y cuello con agua tibia y deje el rostro húmedo. Aplíquese con los dedos, evitando ojos y labios. Recuéstese, y disfrute del efecto durante 10-15 minutos. Enjuáguese con agua. Seque y rocié con tónico. Esta mascarilla puede hacerla semanal.

MASCARILLA DE AVENA
PIEL GRASA

INGREDIENTES:
• 1 Taza de avena
• ½ Taza de leche

Modo de preparación y su uso:
Vierta en un recipiente no metálico la harina de avena y agregue la leche Mézclela despacio hasta que se haga una pasta. Proceda a limpiar el rostro y cuello y luego con un pincel aplíquela y busque un lugar cómodo y déjela reposar por 15 a 20 minutos. Retire con abundante agua templada, seque y aplique una loción astringente.

MASCARILLA PEELING DE
GREEN-TEA / TÉ VERDE
TODO TIPO DE PIEL/ DESENTOXICANTE

INGREDIENTES:
- 3 Cucharada de Green-Tea
- 1 Pedacito de jengibre
- 1 Cucharada de jugo de limón

Modo de preparación y su uso:
Limpiar la cara solamente con agua tibia y dejar el rostro húmedo. Aplicar uniformemente sobre la cara y cuello con los dedos, evitando ojos y labios. Recuéstese, y disfrute del efecto durante 10-15 minutos. Aclararse con agua y secarse.

Recomendación. Hacer una prueba antes por si es alérgico a algunos de estos ingredientes.

MASCARILLA DE GUANABANA
PIELES CON ACNÉ

INGREDIENTES:
- 1 Guanábana
- 1 Cucharada de jugo de limón

Modo de preparación y su uso:
Pele una guanábana y desmenúcela hasta sacar todas las semillas y tritúrela en una licuadora hasta que se haga una crema. Échela en un recipiente y agregue el jugo de limón, sígala mezclando hasta que este cremosa. Limpie la piel con una limpiadora para su tipo de piel en caso de que no tenga hágalo con agua destilada seque y con un pincel aplique la mascarilla en el rostro y cuello, déjela reposar por 20 minutos. Retírela con agua fresca.

MASCARILLA DE YOGURT, LIMÓN, NARANJA Y ZANAHORIAS
PIEL GRASA

INGREDIENTES:
- 1 Onza de jugo de limón
- ½ Naranja
- 1 Zanahorias
- 1 Taza de yogurt

Modo de preparación y su uso.
Licuar todos los ingredientes hasta que se haga cremosa, luego con una brocha espárzala por rostro y cuello y déjela actuar por 20 minutos y después retírela con agua tibia. Seque Y rocié tónico astringente, deje que la piel lo absorba y póngase Su crema del día.

MASCARILLA FACIAL DE ALOE VERA
PIEL CON ACNÉ

INGREDIENTES:
- 1 Penca de aloe vera
- 2 Cucharadas de miel de abejas
- 2 Cucharadas de aceite de germen de trigo
- 2 Cucharada de arcilla en polvo

Modo de preparación y su uso:
Pele una penca de aloe vera y extraiga la pulpa póngala en una licuadora y agregue los demás ingredientes y lícuela hasta que se forme una crema pastosa. Limpie el rostro y cuello y con una brocha aplique la mascarilla y déjela reposar hasta que se seque, luego retire con mucho agua frotando suavemente el rostro y cuello. Seque y aplique una loción astringente y una crema para su piel.

MASCARILLA DE MANZANA, PEPINO, LIMÓN Y CLARA DE HUEVO
PIEL GRASA

INGREDIENTES:
- ½ Manzana
- ½ Pepino
- 1 Cucharada de jugo de limón
- 1 Clara de huevo

Modo de preparación y su uso:
Todos los ingredientes tritúrelo en la licuadora. Luego póngalo en un frasco de cristal y refrigérelo. Después de limpiar bien el rostro y cuello, póngasela con una brocha y déjela reposar por 20 minutos, luego retírela con agua tibia. Séquese bien y roció un tónico astringente.

MASCARILLA DE FRESA
PIELES CON ACNÉ

INGREDIENTES:
- 3 a 5 Fresas frescas
- ½ Clara de huevo
- 1 Cucharada de miel de abejas

Modo de preparación y su uso:
Triture las fresas con un tenedor y luego añádale la clara de huevo y la miel de abejas y mézclelo todo hasta que se haga crema. Límpiese la cara y rostro y aplíquela con un pincel y déjela actuar por 20 minutos. Enjuagar con agua fría seque y póngase una loción astringente.

MASCARILLA DE YEMA DE HUEVO
PIELES GRASA CON ACNÉ

INGREDIENTES:
• 1 Yema de huevo

Modo de preparación y su uso:
Bate la yema de huevo en un recipiente de cristal. Aplicártela por toda la cara y cuello con un algodón, déjala por 15 minutos, luego retiras con mucha agua fría. La yema de huevo tiene proteínas y ácidos que hacen que tu piel se vea radiante.

MASCARILLA DE ZABILA Y ACEITE
ESENCIAL DE DE LAVANDA
PIEL GRASA Y CON ACNÉ

INGREDIENTES:
• Pulpa de sábila
• 5 Gotas de aceite esencial de lavanda
• 5 Gotas de aceite de sésamo

Modo de preparación y su uso:
Saque la pulpa de una penca de sábila y póngala en la licuadora tritúrela por unos minutos, viértala en un recipiente y agregue los aceites, remuévalo hasta que se mezclen bien y quede cremosa. Aplique la mascarilla sobre la piel bien limpia haciendo énfasis sobre las áreas grasosas donde hay infección. Déjela reposar Por 5 minutos. Enjuague con mucho agua templada. Seque suavemente con una servilleta de Algodón. Ponga Su Loción Habitual.

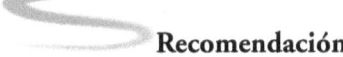

Recomendación:
Ponerse esta mascarilla una vez a la semana.

MASCARILLA DE HUEVO, LIMÓN Y AVENA
PIEL GRASA

INGREDIENTES:
- 1 Clara de huevo
- 2 Cucharada de Avena
- 2 Cucharada de miel

Modo de preparación y uso:
En un recipiente de cristal ponga la clara de un huevo, agréguele la avena, y la miel de abeja, bata todos los ingredientes y con una espátula o con la palma de las manos póngasela en el rostro y cuello, cuidando de no tocar el contorno de los ojos. Deje reposar por 20 minutos, luego retírela con mucha agua tibia y luego con agua fría para cerrar los poros.

MASCARILLA CALMANTE
PIEL IRRITADA Y ROJA

INGREDIENTES:
- 1 Penca de sábila
- 2 Gotas de aceite esencial de manzanilla (1 onza de hoja de te)
- 2 o 3 Gotas de aceite esencial de lavanda

Modo de preparación y su uso:
Vierta en un recipiente la pulpa de la sábila ya triturada agregue los aceites Esenciales Y mezcle bien hasta formar una crema. Después de haber limpiado bien la piel del rostro aplique la mascara con un pincel y déjela actuar por 10 minutos remuévala con algodones humedecidos en agua o tónico. Seque con una toalla dándose toquecitos.

MASCARILLA DE AGUACATE Y MIEL
PIEL SECA

INGREDIENTES:
• 1 Aguacate
• 2 Cucharada de miel

Modo de preparación y su uso:
Pele el aguacate saque la semilla, tritúrelo con un tenedor y luego agréguele la miel y remuévalo hasta hacer una pasta cremosa. Limpie su rostro y cuello con su limpiadora y esparza la crema con una brocha, déjela por 10 a 15 minutos, luego retírela con agua tibia. Seque y póngase un tónico de su tipo de piel, deje que su piel lo absorba y póngase su crema hidratante.

Fangoterapia

El Poder De La Tierra

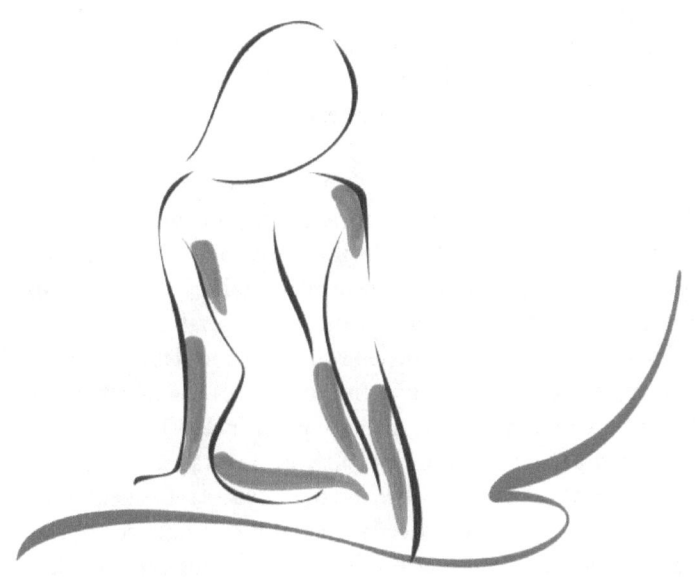

EL PODER DE LA TIERRA EN NUESTRA PIEL

Durante miles de años los barros y arcillas han absorbido la radiación solar, de plantas y minerales de la tierra. Los barros tienen efectos rejuvenecedores, reafirmante y limpiadores de la piel. Mejoran la circulación sanguínea, curan el acné y las espinillas. Previene el envejecimiento prematuro regenerando las células. La tierra contiene en esencia las principales sales minerales que el hombre necesita: Sílice, fosfato, hierro, calcio, magnesio, zinc, sodio, potasio, silicato de alúmina. Su elevado contenido en sílice la hace preciosa para fortificar todos los tejidos del organismo, en particular en los casos de reumatismo, de artrosis, y para curar rápidamente las fracturas, siendo además la sílice un verdadero cemento para las células. Y también desempeña un rol muy importante en los terrenos óseo, vascular, nervioso, y respiratorio. Su acción sobre las fibras elásticas es primordial. Interviene en la constitución de los tendones, de la piel y de las fascias, es un agente de re mineralización y también antitóxico.

La arcilla puede emplearse en forma de emplastos, cataplasmas, vendajes, baños de arcillas, fricciones. Enterramientos, y gargarismos. En principio y de un modo generalizado la arcilla debe ser utilizada siempre en frío Tal cual, pues, en general su aplicación se hace sobre un punto congestionado y para que su eficacia sea total, debe ser puesta en frío. Uno que otros casos se pueden tibiar en baño de María. La arcillas o fango se puede mezclar con aceites esenciales o extracto de plantas medicinales, con infusión de plantas medicinales, algas, con zumos o caldos, con agua mineral o destilada. En los tratamientos faciales la arcilla proporciona muchos beneficios, al usarla frecuentemente se logra tener una piel desintoxicada, mas firme, saludable y joven. En los tratamientos corporales es excelente para endurecer y fortificar los senos y glúteos para las estrías, la celulitis y la flacidez además de reducir peso ya que su poderosa acción absorbente permite mayor eliminación de toxinas activando la circulación. No se debe utilizar la arcilla en caso de Tuberculosis pulmonar, vómitos de sangre, tuberculosis en las articulaciones, arterosclerosis, hipertensión. Enfermos del corazón, embarazo (solo usar en el rostro para evitar manchas y paños. Si tiene estas condiciones consulte su médico antes.

ANALISIS DE LA ARCILLA

Sílice: 49,10 %

Alúmina: 14, 61 %

Sesquióxido de hierro: 5,65 %

Calcio: 4,44 %

Magnesio: 4,24 %

Óxidos alcalinos: 3,08 %

Anhídrido titánico: 0,74 %

Humedad: 7, 40 %

Perdida al fuego: 10,85 %

MASCARILLA DE ARCILLA Y GERMEN DE TRIGO
TODO TIPO DE PIEL

INGREDIENTES:
- 2 Cucharada de arcilla
- 1 Cucharada germen de trigo
- 1 Cucharada de aceite de almendra
- Agua

Modo de preparación y su uso:
En un recipiente plástico mezcle todos los ingredientes y muévalo hasta que se forme una crema suave. Después de haber limpiado la piel previamente, aplique la mascarilla con la ayuda de un pincel sobre el rostro y cuello y déjela reposar por 10 minutos y luego retírela con mucha agua. Seque y aplique una loción para su tipo de piel.

MASCARILLA DE ZANAHORIAS Y ARCILLA
TODO TIPO DE PIEL

INGREDIENTES:
- 2 o 3 Zanahorias
- 2 a 3 Cucharadas de arcilla

Modo de preparación y su uso:
Ponga a hervir la zanahorias y luego tritúrela en la licuadora o con un tenedor mézclela con la arcilla, agréguele un poco de agua y remuévala hasta hacer una pasta cremosa, Y con la piel ya limpia aplíquela con un pincel en el rostro y cuello. Déjela por 20 minutos. Enjuague con mucha agua, seque y póngase una loción humectante.

MASCARILLA DE ARCILLA, MIEL Y LECHE
PIEL MIXTA

INGREDIENTES:
• 3 Cucharadas de arcilla
• 2 Cucharadas de miel
• 2 Onzas de leche

Modo de preparación y su uso:
En un recipiente de cristal ponga la arcilla, la miel y la leche. Mezcle bien, deje que se forme una pasta cremosa. Limpie el rostro y cuello con un pincel aplique y deje actuar por 20 minutos. Enjugue con mucha agua, seque y rocíese el rostro con un tónico, deje que la piel lo absorba.

MASCARILLA DE ARCILLA Y MENTA
PIEL GRASA Y CON ACNÉ

IINGREDIENTES:
• 2 Cucharadas de arcilla
• Hojas de menta
•Aceite esencial árbol de té (tea tree)

Modo de preparación y su uso:
Prepare una infusión de hojas de menta. Cuélela y ponga la infusión en un recipiente y agréguele la arcilla, y el aceite esencial de tea tree y mézclelo hasta que se haga una pasta cremosa. Limpie el rostro y aplique la mascarilla con una brocha, déjela por 20 minutos. Enjuague con mucha agua, seque y póngase una loción para su Tipo de piel.

MASCARILLA DE ARCILLA, SABILA, LIMÓN Y ZANAHORIAS
PIEL GRASA

INGREDIENTES:
- ¼ De taza de arcilla
- ½ Taza de gel de zábila
- 1 Zanahoria
- 2 Onzas de jugo de limón
- 1 Onza de agua

UTENCILIOS:
- Recipiente plástico o de cristal
- Pincel o Brocha
- Toallas de Papel

Modo de preparación y su uso:

Vierta la arcilla en un recipiente y agréguele todos ingredientes, Remuévalo hasta que se mezclen bien, póngale un poco de agua y siga mezclando hasta que este cremosa. Limpie el rostro y proceda a aplicar la mascarilla con la brocha o con las manos suavemente, sin tocar el contorno de los ojos Busque un lugar tranquilo póngase en los ojos unas compresas de algodón mojado en tónico que puede ser de té de manzanilla y deje reposar la mascarilla por 20 minutos de preferencia hasta que se seque. Retire con mucha agua. Seque con una toalla dándose toquecitos y aplíquese un tónico astringente.

MASCARILLA FACIAL DE FANGO
TODO TIPO DE PIEL

INGREDIENTES:
- ½ Arcilla
- Agua

UTENCILIOS:
- Recipiente plástico
- Brocha Cerdas Suave

Modo de preparación y su uso:
En un recipiente plástico vierta ½ taza de arcilla y agregue agua y mézclela hasta que se haga una pasta más o menos espesa. Limpie su rostro y cuello con una limpiadora para su tipo de piel, Luego con un algodón humedecido en tónico retire los residuos que puedan quedar de las impurezas y aplique la mascarilla por todo el rostro y cuello con la ayuda de una brocha. Déjela secar por aproximadamente 15 a 20 minutos y cuando este totalmente seca retírela con mucha agua templada siempre con movimientos circulares ya que también trabaja como una exfoliante. Luego seque y aplique una loción o crema hidratante de acuerdo a su tipo de piel.

Si tiene piel muy reseca y deshidratada eche en la mezcla una cucharada de miel de abeja, Si tiene una piel grasa con acné vierta unas gotas de jugo limón agrio a la mezcla. Es estupendo para intensificar su poder curativo y astringente.

VINOLODOTERAPIA
MASCARILLA FACIAL Y CORPORAL ANTIOXIDANTE

INGREDIENTES:
- 4 Cucharadas de arcilla
- 5 Cucharada de vino tinto
- 2 Cucharadas de miel

Modo de preparación y su uso:

Haga una mezcla con todos los ingredientes y remuévalos hasta que se haga una pasta homogénea, Prepare la piel utilizando una limpiadora según su tipo de piel, luego con una brocha esparcir la mascarilla por el rostro y cuello cuidando siempre de no tocar los ojos. Déjela actuar por 10 a 15 minutos hasta que este completamente seca. Luego retírela con mucho agua utilizando una esponja o simplemente sus manos. Seque y rocié con un tónico y deje que la piel lo absorba.

MASCARILLA DE BARRO
PIEL SECA Y DESHIDRATADA

INGREDIENTES:
- ½ Tasa de arcilla
- ½ Tasa de avena
- 2 Cucharada de miel
- ½ Pepino
- Agua
- ½ Taza de yogurt natural

Modo de preparación y su uso:

Coloque todos los ingredientes en un recipiente, mézclelo bien, luego agregue el pepino ya triturado y un poco de agua, siga moviéndolo hasta que se forme una crema suave. Con el rostro y cuello ya limpio aplíquese la mascarilla con una brocha o un pincel y busque un lugar tranquilo, déjela reposar por 20 minutos aproximadamente. Retire con mucha agua templada, seque y rocíe con un tónico, deje que piel lo absorba y póngase una loción humectante.

CATAPLASMA DE BARRO
PIELES INFLAMADAS

INGREDIENTES:
- 1 Taza de arcilla
- Hojas de verbena
- ½ Cebolla
- Aceite esencial de Eucalipto
- Agua

Modo de preparación y su uso:
Ponga la arcilla, el aceite de lavanda y el agua en un recipiente y mézclelo bien hasta que se haga una pasta cremosa, agréguele la cebolla y las hojas de verbena ya triturada, coja una gasa o un pedazo de tela de algodón empapela en la preparación y luego póngala en la parte inflamada. Déjela aproximadamente de 20 a 30 minutos y luego retírela.

TRATAMIENTO DE ARCILLA
MANCHAS Y ESTRIAS

INGREDIENTES:
- 1 Taza de arcilla
- ½ Taza de gel de zábila
- 1 Pepino
- ¼ Bicarbonato de soda
- 2 Onza de agua

Modo de preparación y su uso:
Tome un recipiente y vierta todos los ingredientes, mézclelo con una espátula hasta que se haya formado una pasta cremosa, luego prepare la parte del cuerpo a tratar y aplique la mascarilla con una brocha, asegúrese de que sea una capa consistente y déjela reposar 20 a 30 minutos. Retire con agua templada.

LOS OJOS

Nuestros ojos son una parte importante de nuestro cuerpo. Son la expresión del alma y de todo lo que nos pasa interiormente ellos expresan todas nuestras emociones: Amor, dolor, tristezas, felicidad, enojo, enfermedad, estrés, insomnios, cansancio, salud y bienestar. Además del constante parpadeo, cuando sonríes utilizas 17 músculos diferentes y cuando frunces el ceño hasta 43 que se hacen en el transcurso del día por eso la zona de contorno de los ojos es la más sensible y fina. Las agresiones del sol, la humedad, el frío, el viento, y la contaminación afectan la piel alrededor de los ojos y esto produce la aparición de las llamadas patas de gallina, y no podemos olvidar que el consumo de tabaco, el alcohol y la sal también son responsables de la inflamación y ojeras en esta zona. No importa cual es su tipo de piel es importante que comience a cuidarlos como se merecen.

Te regalo estos consejos de recetas naturales para cuidar y mimar tus ojos.

INFUSIÓN DE AGUA DE ROSA
PREVENCIÓN DE BOLSA DEBAJO DE LOS OJOS.

INGREDIENTES:
• Pétalos de rosas
• Agua

Modo de preparación y su uso:
Ponga a hervir agua en una ollita, sepárelo del fuego y agréguele los pétalos de rosas, tápelo durante una hora luego ponga la infusión en una botella de spray, póngala en el refrigerador. Moje las compresas de algodón y colóquesela en los ojos por 5 a 10 minutos.

COMPRESA DE CAFÉ
BOLSAS DEBAJO DE LOS OJOS

INGREDIENTES:
• CAFÉ.

Modo de preparación y uso:
Preparar café y luego colócalo en una botella con tapa y ponlo en el Refrigerador, cuando este frio humedecer dos algodones y póntelos sobre los ojos donde se encuentran las bolsas.

INFUSIÓN DE MANZANILLA
OJERAS Y BOLSAS

Las compresas de té de manzanilla alivian la inflamación de los parpados. Ojos cansados, dolor y ojeras. El efecto curativo de la manzanilla es debido a su ingrediente activo el camazuleno y al alfa-bizabolol que es parte de su aceite esencial.

INGREDIENTES:
• Hojas o bolsitas de té de manzanilla
• Agua

Modo de preparación y su uso:
En una tasa de agua caliente ponga dos bolsitas o las hojas de té de manzanilla, tápela y deje reposar por 10 minutos, luego viértala en una botella de spray con tapa y póngala en el refrigerador hasta que este bien fría. Empape dos gasas o bolas de algodón y póngasela sobre los ojos por 10 minutos.

HOJAS DE TILO
PARPADOS HINCHADO

Las compresas del té de tilo son excelentes para los parpados hinchados.

INGREDIENTES:
• Hojas o bolsitas de té de tilo
• Agua

Modo de preparación y su uso:
En una tasa de agua caliente ponga dos bolsitas o las hojas de té de tilo, tápela y deje reposar por 10 minutos se luego viértala en una botella y póngala en el refrigerador hasta que este bien fría. Empape dos gasas o bolas de algodón y póngasela sobre los ojos
Por 10 minutos.

OJOS CANSADOS

INGREDIENTES:
- 1 Patata cruda
- 2 Cucharadas de puré de manzana
- 1 Compresa tibia

Modo de preparación y su uso:
Tritura la patata en la procesadora hasta reducirla a una especie de puré ahora agrega las cucharadas de puré de manzana y mézclalo. Calienta un poco de agua luego déjala que esté tibia, consigue un paño o gasa para usarlo como compresa, la cual mojarás con el agua tibia. Luego ábrelo y agrégale la mescla de puré. Envuélvelo y colócalos sobre los ojos por 10 a 15 minutos. Relájate en el proceso luego retíralo y enjuágate. Puedes repetir las veces que quieras y veras que bien se sienten tus ojos.

OJERAS Y SOMBRAS OSCURAS EN LOS OJOS

INGREDIENTES:
- 1 Papa
- Tela de algodón

Modo de preparación y su uso:
Raye una papa y envuélvala en el pedazo de tela haga como si fuera una bolsita, acuéstese y aplíquesela sobre el área de los ojos por 15 minutos. Retire y seque con cuidado.

KIWI
OJERAS

INGREDIENTES:
• 1 Kiwi

Modo de preparación y su uso:
Corte un Kiwi en ruedas y colóquelo sobre sus ojos por 15 minutos.
Retire y seque suavemente.

TÉ DE EUFRASIA
OJOS ENROJECIDOS

INGREDIENTES:
• Hojas de té de eufrasia
• Agua

Modo de preparación y su uso:
Muchas personas tienen los ojos enrojecidos sin estar enfermos de
los ojos
Para aliviar el enrojecimiento, haga un té de hojas de eufrasia.
Déjelo enfriar y empape dos compresas de algodón y póngasela en
los ojos por 10 minutos. Este tratamiento puede hacerlo por varios
meses.

ORZUELOS EN LOS OJOS

Un orzuelo es una inflamación dolorosa de una glándula sebácea del parpado. El té de hojas de eufrasia es muy eficaz para aliviar esta condición.

INGREDIENTES:
• Hojas de té de eufrasia
• Agua

Modo de preparación y su uso:
Prepara un té de hojas de eufrasia y empapa dos compresas de algodón en el té tibio, colócala sobre los ojos con precaución de que no este muy caliente. Si desea puedes hacer una mezcla con hojas de manzanilla.

ORZUELO Y OJOS INFLAMADOS

INGREDIENTES:
• ½ Yogurt
• 2 Cucharada de suero
• Tela de algodón

Modo de preparación y su uso:
Ponga el yogurt en un recipiente y agréguele el suero. Mézclelo bien Hasta que este cremoso, luego viértalo en la tela y póngaselo en los ojos, ahora cúbrase los ojos con una toalla pequeña y déjelo por 15 minutos.

SPA... ¡EN TU PROPIA CASA!

La mayoría de los tratamientos que se usan en un Spa, los puedes preparar en casa. Así que manos a la obra que te regalare tu propio spa en la tranquilidad de tu hogar y te saldrá muy económico.

Escoge un día de la semana que sea de tu conveniencia, preferiblemente un fin de semana.

Los utensilios y accesorios que vas a necesitar para tu día de Spa son los siguientes:

Toallas para el cuerpo, cabello, y cara, aceites esenciales, sales de baño, exfoliantes, mascarilla facial y corporal, cocoa, pétalos de rosa, crema para el cuerpo, hidratante para el rostro, aceite de almendra, aceite de oliva, embace de cristal, espátulas, brochas, compresas de algodón, accesorios de manicure y pedicura y agua, y la mascarilla de chocolate que las instrucciones de cómo hacerla es esta:

1 a 2 taza de Cocoa, póngala a derretir en baño de maría, agrégale aceite de almendra o aceite de oliva, remuévela bien hasta que se haga una pasta consistente, luego viértala en un recipiente de cristal y llévela a la bañera con una brocha.

Prepara el ambiente. Busca tu lugar preferido dentro de tu casa, coloca en un envase pequeño un poco de agua y agrégale unas gotas de tu fragancia favorita para ambientar tu espacio, pon una música suave que sea de tu agrado. Ponte ropa cómoda, quítate tus zapatos, desconecta tu móvil ya que si quieres disfrutar de tu sesión de spa debes evitar cualquier tipo de sonidos externos que puedan interrumpir tu momento de tranquilidad. Vamos a comenzar!

Desconéctate. Lo primero que debes hacer es dar gracias a Dios por la semana que acabas de pasar por lo bueno y lo no tan bueno que trajo para ti. Para liberar la tensión y el estrés emocional que se acumula en diferentes músculos comienza con ejercicios de estiramiento, estira la parte alta del cuerpo, las piernas y los Brazos. Luego si quieres puedes cambiar la música y poner una un poco más movida y bailar, abre tus brazos, muévete al ritmo de la música, los movimientos liberan tensión y activan la circulación sanguínea te sentirás bien. Descansa y toma un poco de agua y vamos a lo próximo.

Mímate con un baño de inmersión. Ve a la bañera. Llena la tina de agua tibia y añade de 2 a 3 gotas de aceite esencial de lavanda o sales de lavanda y pétalos de rosa para aliviar el agotamiento. Antes de entrar a la bañera aplícate la mascarilla en tu rostro y luego utiliza una esponja vegetal de lufa, humedécela y empápala de tu crema exfoliante y comienza a frotarla con movimientos circulares ascendentes por todo tu cuerpo, para estimular tu circulación y levantar las células muertas y así ayudar a desintoxicar tu sistema. Nunca debes hacer los movimientos hacia abajo por que irías en contra del flujo sanguíneo. Después sumérgete en la bañera y permanece en el agua por 20 minutos, el tiempo necesario para que la mascarilla haga su efecto. Pasado el tiempo enjuaga tu pelo y cuerpo al tiempo que retiras la mascarilla con agua de la ducha que este fría, para reactivar tu cuerpo y cerrar los poros. Una vez que salgas de la bañera sécate bien y ahora aplícate la mascarilla corporal de chocolate con una brocha en todas las áreas de tu cuerpo en especial abdomen, déjala reposar por 15 minutos y mientras relájate, luego retiras con agua tibia la mascarilla de chocolate, Cuando salgas de la bañera sécate bien y aplícate una crema nutritiva en el cuerpo y rocía con un tónico tu rostro para cerrar los poros y luego una crema hidratante que vaya con tu tipo de piel. Te sentirás fresca.

Relájate. Prepara un té herbal, la manzanilla te ayudará a relajarte. Ponte una bata y extiéndete en la cama, cubre tu cuerpo con una manta y coloca una almohadilla empapada de agua de lavanda sobre tus ojos y descansa un Rato. Pasado un tiempo te levantas y vuelves a tu espacio y comienzas a hacer tus manos y pies, remojas los pies en una ponchera de agua tibia, sécalos y cortas las uñas, las limas, empuja las cutículas, jamás cortes las cutículas a menos que sea necesario pues corres el riesgo de lastimarte. Es tu opción. Luego exfolia, enjuagas y pones la mascarilla, la dejas por 5minutos, la retiras y pones crema hidratante en ambos pies con un suave masaje y para terminar pintas las uñas. Una vez estén listos los pies, vamos con las manos, haces el mismo procedimiento. Remojas, secas, cortas las uñas, limas, exfolia, enjuaga, secas y pones una mascarilla por 5minutos, luego retiras y pones una crema hidratante con un suave masaje.

Tu día de spa ha terminado. Espero que te haya gustado. Te recomiendo hacerlo más a menudo ya que consentirte debe ser una prioridad para ti. También puedes usar tu creatividad y crear tu Spa para ti y tu pareja.
Eso suena rico verdad?

Té Terapéuticos

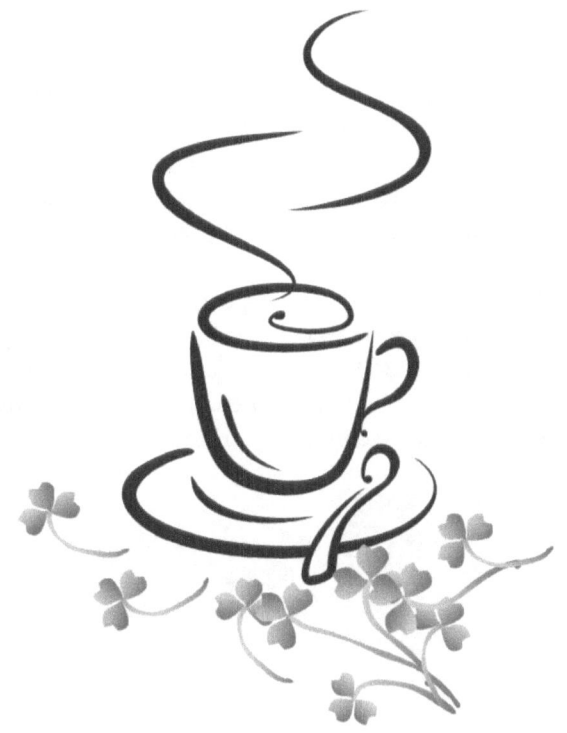

Todos sabemos que las propiedades terapéuticas del té son inmensas. Previenen el envejecimiento prematuro, estimulan las defensas del organismo, ayudan a bajar los niveles del colesterol, además ingerir té es excelente para relajar y equilibrar el cuerpo.

TÉ DE MENTA

La hierbabuena conocida también como menta es cultivada por muchas personas en sus hogares. Además del se té usa también como aromatizador del ambiente y para baños terapéuticos. Asegúrese siempre de cultivar las que tengan propiedades medicinales ya que existen diversas variedades, Por ejemplo: la menta pizpireta posee ingredientes activos como el aceite esencial mentol que tiene poderes curativos. El té de menta es un remedio eficaz para el colon irritado, dolores de cabeza, migrañas. La hierbabuena ayuda a el buen funcionamiento del hígado, calma los problemas nerviosos, fortalece el sistema inmunológico por ser rico en las enzimas Peroxidada y Catalasa.

Modo de preparación y su uso:
Vierta una cucharadita de hojas secas de menta o una bolsita de té ya preparado a una taza de agua caliente, deje reposar durante 10 minutos. Si desea endulce con miel o azúcar morena.

TÉ DE MALVAVISCO

Malvavisco o althea officinalis varía de color rosado al púrpura y es una flor que crece en todo el mundo. El té de malvavisco es recomendado para las inflamaciones de garganta, irritación intestinal, estomacal, y respiratoria, además se usa para hacer compresas faciales que ayudan a eliminar las toxinas del acné y otras inflamaciones de la piel, el ingrediente activo del malvavisco son mucílagos Taninos y Malvinas un pigmento rojo.

Modo de preparación y su uso:

Coloque una bolsita de hojas y flores de malvavisco en una taza de agua caliente. Cubra la taza y deje reposar por 10 a 15 minutos. Puede beber hasta tres tasas al día.

Compresas:
Haga la misma preparación anterior déjela enfriar, empape un algodón o una gasa del té y póngasela en la piel. Déjela por 10 minutos.

TÉ DE MANZANILLA (CAMOMILA)

En la antigüedad los romanos usaban la manzanilla por sus propiedades antiespasmódica y antiinflamatoria, y hasta nuestros días la flor de manzanilla sigue siendo uno de los tés más populares y medicinales.

El té de manzanilla lo pueden tomar tanto los niños como los adultos. la manzanilla es buena para problemas estomacales, cólicos, dolores de garganta, inflamación de la piel producida por el sol, parpados inflamados, productos abrasivos e insomnio.

PRECAUCION:
Las personas alérgicas a la ambrosia u otras plantas de la familia de la margarita pueden tener reacciones alérgicas si ingieren el té de manzanilla.

Modo de preparación y su uso:
En una taza de agua caliente ponga una bolsita o las hojas de manzanilla y déjela reposar por 10 minutos, endulce con miel de abeja y bébalo.

TÉ DE ORTIGA (Urtica dioica)

El té de ortiga es recomendado para las personas que sufren de artritis, gota y dolores en las articulaciones. Tiene propiedades desintoxicantes y laxante. Las hojas de ortiga se usan en la preparación de tónicos energéticos y revitalizantes que ayudan a eliminar las toxinas y purifica la sangre. Ayuda a prevenir la caída del cabello. El té de ortiga es rico en vitaminas y minerales.

Modo de preparación y su uso:
En una taza de agua caliente vierta algunas hojas de ortiga y cúbrala, déjela reposar por 10 minutos. Endulce con miel, bébalo después de comer.

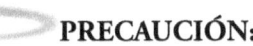**PRECAUCIÓN:**
Las hojas de ortiga producen picazón a quienes la tocan.

TÉ DE FLOR DE TILO (Tilia americana)

La flor de tilo tiene una gran variedad de poderes curativos. Entre ellos alivia el catarro, la congestión, la tos. Es bueno para la ansiedad, depresión, insomnio, y calambre muscular. Sus propiedades terapéuticas se deben a que las flores de tilo contienen mucílago que es una fibra curativa, contiene vitaminas y el aceite esencial de farnesol.

Modo de preparación y su uso:
Para aliviar la tensión

• 1 ½ Onzas de hojas de tilo
• 2/3 Onzas de hoja salvia
• 2/2 Onzas de hojas tomillo
•1 Onzas de hojas toronjil.

En una cafetera de té ponga las hierbas y agréguele una taza de agua caliente déjelo reposar por 10 minutos, endulce con miel o azúcar de su preferencia.

Recomendación: beberlo en la noche.

TÉ DE TORONJIL (Melisa officinalis)

El té de toronjil o Melisa officinalis es un excelente calmante alivia el sistema nervioso y los trastornos intestinales, ayuda a aliviar los cólicos menstruales, dolores de cabeza y las migrañas. Esta hierba medicinal ayuda a combatir la depresión. Elimina las impurezas de la piel y tiene efecto anti-bacterial. El toronjil contiene flavonoides que fortalece el corazón y el sistema circulatorio.

Modo de preparación y su uso:
Coloque una bolsita de té en agua caliente tápela y déjela reposar 5 a 10 minutos. Endulce con miel y bébalo. También puede usar las hojas y ponerlas en agua caliente.

TÉ VERDE (Camellia Sinessis)

El té verde es muy famoso desde hace muchos anos y tiene mucha popularidad en los países de Asia sobre todo en china. El té verde posee propiedades curativas y terapéuticas .ayuda a prevenir las enfermedades cardiacas, la presión alta. Es un antiinflamatorio, ayuda a reducir el colesterol alto y es recomendado en el proceso de la menopausia ya que contiene vitaminas y minerales, y ayuda a mejorar el rendimiento físico. El ingrediente activo es la cafeína por lo que se debe tener precaución ya que puede producir insomnio.

Modo de preparación y su uso:
Coloque en una taza de agua hirviendo las hojas de té verde o la bolsita tápela y deje reposar por unos minutos. Endulce con miel y disfrute su aroma.

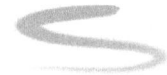

Recomendación: beberlo de preferencia durante el día.

TÉ DE EUCALIPTOS

El árbol de Eucalipto es uno de los más aromáticos que existen en el mundo. Los aborígenes lo utilizaban para curar las heridas de la piel, aliviar dolores musculares y de las articulaciones. También preparaban ungüentos para las infecciones respiratorias. El aceite esencial de eucalipto se usa como antiséptico y antiespasmódico. Es beneficioso para la piel, dolores de garganta, gripe, y baja la fiebre.

Modo de preparación y su uso:
En una cafetera de té eche las hojas o bolsita de eucalipto, vierta agua caliente de acuerdo a la cantidad que vaya a preparar. Tápela y deje reposar 10 minutos. Endulce y bébalo.

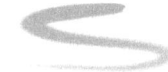

Precaución:
Si sufre de problemas hepáticos, gastrointestinales o está en estado de embarazo no debe ingerir té de eucalipto.

TÉ DE ARANDANO (BLUEBERRY)

El arándano tiene propiedades medicinales tanto en el fruto como en las hojas. Sus hojas son ricas en tanino que ayuda a bajar la inflamación y fortalece los tejidos, es bueno para la tos, hemorroides, cistitis. Las bayas contienen antioxidantes.

Modo de preparación y su uso:
Ponga en una cafetera las hojas de arándano y vierta agua caliente o póngala directamente en el fuego hasta que hierva, apague y déjelo reposar unos minutos cuele y endúlcelo con miel.

TÉ DE HIPERICON (ST JOHN 'S WORT)

Esta planta en muy famosa dentro de la medicina natural, ya que se utiliza para calmar Los dolores físicos y emocionales, esta hierba es recomendada para aliviar los estados depresivos y calmar las ansiedades se cree que esta hierba ayuda a elevar los niveles de serotonina en el cerebro contribuyendo a un mejor funcionamiento. El té de pericón se debe tomar por varias semanas para que su efecto antidepresivo se manifieste. También se usa para curar heridas y reducir inflamación de la piel.

Modo de preparación y su uso:
En una tasa de agua caliente vierta dos cucharadita de hojas secas de hipericón. Déjelo reposar por 10 minutos. Cuele y endulce con miel.

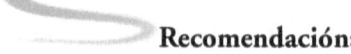

Recomendación:
Beba 1 a 2 tasas al día y recuerde que si esta ingiriendo algún medicamento debe consultar con su medico.

INFUSIÓN DE HIERBAS

Manzanilla, pétalos de rosa, bálsamo de limón, flores de hibiscos, menta verde, limoneras, hojas de zarzamora, hierbabuena, zarzaparrilla, cártamo.

Chamomile, rose petals, hibiscus flowers, lemon balm, spearmint, lemongrass, Blackberry leaves, safflowers, peppermint, and sarsaparilla.

Beber una simple tasa de esta maravillosa infusión es como pasar un día de relajación caminado por el campo y respirando el aire puro de la naturaleza.

Modo de preparación y su uso:
En una taza de agua caliente vierta la bolsita o las hojas de estas hierbas. Tápela y déjela reposar por 10 minutos. Endulce con miel, disfrute su aroma y bébalo.

Baños Terapéuticos

Relajación y nutrición de la piel

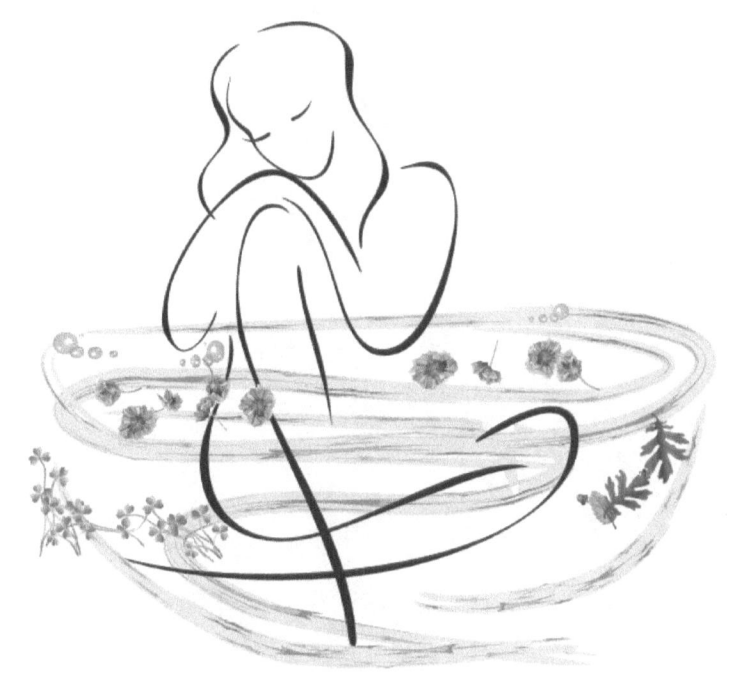

Luego de una jornada de trabajo y las preocupaciones de la vida diaria, es natural que tu cuerpo sienta mucho cansancio, agotamiento, y músculos estresados. Hay personas que también tienen algunas dolencias físicas y emocionales como depresión, tristezas, ansiedad y angustias. Cuando nos sentimos en ese estado es muy recomendable la oración y el contacto con Dios ya que él es el único que da la fortaleza y la sanación. Y como secundario están los aceites esenciales que son ideales en la recuperación de distintas dolencias. No hay nada mejor que sumergirte en la bañera llena de agua tibia con una mezcla de hierbas y aceites aromáticos acompañado de tu música preferida. Durante la inmersión se recomienda aspirar los vapores aromáticos para acelerar el proceso curativo. 10 a 20 minutos serán perfectos para lograr sentirte bien. Aprende a preparar tus baños y lo disfrutaras a plenitud; es fácil y muy sencillo.

BAÑO PARA LA MENOPAUSIA

INGREDIENTES:
*8 Gotas de aceite de manzanilla
*8 De bergamota
*8 De salvia romana
*8 De jazmín
*8 De espliego
*8 De sándalos
*8 De ylang-ylang

Modo de preparación y su uso:
Mezcle todos los aceites esenciales en una botella oscura, cierre herméticamente. Agítela bien y póngale una etiqueta con el nombre de la mezcla. Llene la bañera de agua caliente y agréguele 8 a 10 gotas de la preparación. Sumérjase y disfrute su baño.

Beber diario una infusión de Hinojo que ayuda a regular el cambio hormonal.

BAÑO PARA LA CELULITIS

INGREDIENTES:
*10 Gotas de aceite de cilantro
*10 De mandarina
*10 De angélica
*10 De lima y limón

Modo de preparación y su uso:
Mezcle todos los aceites esenciales en una botella oscura, cierre herméticamente. Agítela bien y póngale una etiqueta con el nombre de la mezcla. Llene la bañera de agua caliente y agréguele 8 a 10 gotas de la preparación. Sumérjase y disfrute su baño.

BAÑO PARA DOLORES LUMBARES

INGREDIENTES:
*10 Gotas de aceite de Romero
*10 Gotas de aceite de eucaliptos
*10 Gotas de aceite de menta

Modo de preparación y su uso:
Mezcle todos los aceites esenciales en una botella oscura, cierre herméticamente. Agítela bien y póngale una etiqueta con el nombre de la mezcla. Llene la bañera de agua caliente y agréguele 8 a 10 gotas de la preparación. Sumérjase y disfrute su baño.

Recomendación: Los ingredientes pueden ser sustituidos por hierbas en caso de no encontrar los aceites esenciales.

BAÑO PARA EL ESTRENIMIENTO

INGREDIENTES:
*10 Gotas de aceite de jengibre
*10 De romero
*10 De canela
*10 De menta
*10 De citronela
*10 De pimienta negra

Modo de preparación y su uso:
Mezcle todos los aceites esenciales en una botella oscura, cierre herméticamente. Agítela bien y póngale una etiqueta con el nombre de la mezcla. Llene la bañera de agua caliente y agréguele 8 a 10 gotas de la preparación. Sumérjase y disfrute su baño.

BAÑO RELAJANTE

INGREDIENTES:
* 30 Gotas de petitgrain
* 20 Gotas de amaro
* 20 Gotas de espliego
* 10 Gotas de pachulí
* 30 Gotas de aceite de almendras

Modo de preparación y su uso:
Mezcle todos los aceites esenciales en una botella oscura, cierre herméticamente, agítela bien y póngale una etiqueta con el nombre de la mezcla. Llene la bañera de agua caliente y agréguele 8 a 10 gotas de la preparación. Sumérjase y disfrute su baño.

Recomendación: Los ingredientes pueden ser sustituidos por hierbas en caso de no encontrar los aceites esenciales.

BAÑO VIGORIZANTE

INGREDIENTES:
* 40 Gotas de limón
* 30 Gotas de pimienta negra
* 20 Gotas de enebro
* 10 Gotas de menta

Modo de preparación y su uso:

Mezcle todos los aceites esenciales en una botella oscura, ciérrela herméticamente, agítela bien y póngale una etiqueta con el nombre de la mezcla. Llene la bañera de agua caliente y agréguele 8 a 10 gotas de la preparación. Sumérjase y disfrute su baño.

Recomendación: Los ingredientes pueden ser sustituidos por hierbas en caso de no encontrar los aceites esenciales.

BAÑO CALMANTE

INGREDIENTES:
* 10 Gotas de geranio
* 10 Gotas de enebro
* 10 Gotas de menta

Modo de preparación y su uso:
Mezcle todos los aceites esenciales en una botella oscura, ciérrela herméticamente, agítela bien y póngale una etiqueta con el nombre de la mezcla. Llene la bañera de agua caliente y agréguele 8 a 10 gotas de la preparación. Sumérjase y disfrute su baño.

Recomendación: Los ingredientes pueden ser sustituidos por hierbas en caso de no encontrar los aceites esenciales.

BAÑO REVITALIZANTE Y REFRESCANTE

INGREDIENTES:
* 30 Gotas de aceite de Romero
* 30 Gotas de aceite esencial de eucalipto
* 30 Gotas de menta pizpireta
* 30 Gotas de aceite esencial de clavo

Modo de preparación y su uso:
Mezcle todos los aceites esenciales en una botella oscura, ciérrela herméticamente, agítela bien y póngale una etiqueta con el nombre de la mezcla. Llene la bañera de agua caliente a una temperatura de 32 grados C a 37 grados C y agréguele 8 a 10 gotas de la preparación. Sumérjase y disfrute su baño.

Recomendación: Los ingredientes pueden ser sustituidos por hierbas en caso de no encontrar los aceites esenciales.

BAÑO RELAJANTE DE MELISA

INGREDIENTES:
* Hojas de limón
* Hojas de melisa
* Hojas eucalipto
* Hojas limoncillo

Lave las hojas y póngala en una olla grande a hervir. Llene la tina de agua caliente a 32 grados C a 37 grados C y échele la preparación. Sumérjase y disfrute su baño.

Recomendación: Si es posible después del baño duerma o descanse.

BAÑO REPARADOR

INGREDIENTES:
* Flores de clavel
* Flores de lavanda o 3 a 4 gotas aceite esencial de lavanda
* Hojas de Romero
* Hojas de albahaca

Modo de preparación y su uso:
Tome una olla grande con agua y vierta todas las hojas y póngala en el fuego hasta que hierva. Llene la tina de agua caliente a 32 grados C a 37 grados C échele la preparación. Sumérjase y disfrute su baño.

Mientras estas relajada en la bañera cierre sus ojos, olvídese de todo los problemas… Cuando termine su baño se sentirá radiante.

BAÑO DE RELAJACIÓN

INGREDIENTES:
* Pétalos de rosas
* 5 a 8 Gotas de aceite esencial de Geranio
* Hojas de Romero
* 5 a 8 Gotas de aceite esencial de lavanda

Modo de preparación y su uso:

Ponga los pétalos de rosa y las hojas de romero en una olla de agua y póngala a fuego lento por 5 a 10 minutos, apague el fuego y déjelo que se ponga tibio, luego frote las hojas con las manos, y échele las gotas de los aceites esenciales. Vierta la preparación en la tina de agua caliente a 32 grados C a 37 grados C. Sumérjase y disfrute su baño

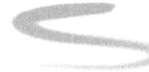

Recomendación:
Mientras estés relajada en la bañera cierre sus ojos, olvídese de todo los problemas y preocupaciones. Cuando termine su baño se sentirá radiante. ¿Sabes porque? Porque la belleza comienza dentro de ti... cuando tú comienzas a amarte y a cuidar de ti.

BAÑO SUAVISANTE

INGREDIENTES:
* 100 gr. De hojas de caléndula
* 100 gr. De hinojo
* 4 Litro de agua

Modo de preparación y su uso:
Coloque en un recipiente todos los ingredientes póngalo en el fuego. Déjelo hervir, apáguelo y déjelo reposar por 10 minutos. Llene la tina de agua caliente a 32 grados C a 37 grados C échele la preparación. Sumérjase y disfrute su baño.

BAÑO ESTIMULANTE

INGREDIENTES:
* Agujas de pino
* Flores de heno
* Manzanilla
* Hojuelas de avena
* Romero

Modo de preparación y su uso:
Coloque en un recipiente con agua todos los ingredientes y póngalo en el fuego hasta que hierva, apáguelo y déjelo reposar por 10 minutos. Llene la tina de agua caliente a 32 grados C a 37 grados C échele la preparación y sumérjase y disfrute su baño.

BAÑO CALMANTE
DOLORES MUSCULARES

INGREDIENTES:
* Hojas de eucalipto
* Sal de epsom

Modo de preparación y su uso:
Ponga las hojas de eucalipto en una olla de agua y póngala al fuego hasta que hierva y viértalo en la tina llena de agua caliente a una temperatura de 32 grados C a 37 grados C. Eche la preparación y la sal de epson, remuévalo y sumérjase.

Recomendación: Si es posible después del baño duerma o descanse.

BAÑO DE LECHE Y MIEL

INGREDIENTES:
* 1 Taza de miel
* 1 Taza de agua hervida
* 2 Tazas de leche
* ½ Taza de sal
* 2 Cucharadas de levadura
* 1 Cucharada de esencia de vainilla

Modo de preparación y su uso:
Ponga todos los ingredientes en un recipiente grande y mézclelo bien, con una espátula luego viértalo en la tina llena de agua caliente a una temperatura de 32 grados C a 37 grado C. Sumérjase y disfrute del placer de este baño rejuvenecedor.

BAÑO RELAJANTE

INGREDIENTES:
* 1 Taza de aceite de oliva
* 1 Cucharadita de jugo de limón
* 1 Jabón de castilla rayado
* 1 Infusión de Romero, manzanilla, y menta
* 1 Taza de miel
* 1 Cucharada de extracto de vainilla
* 8 Gotas de aceite esencial de lavanda

Modo de preparación y su uso:
Mezcle todos los ingredientes en un recipiente y luego viértalo en la tina llena de agua caliente a una temperatura de 32 grados C a 37 grado C Sumérjase…. cierre sus ojos y disfrute el momento.

PINCELADAS

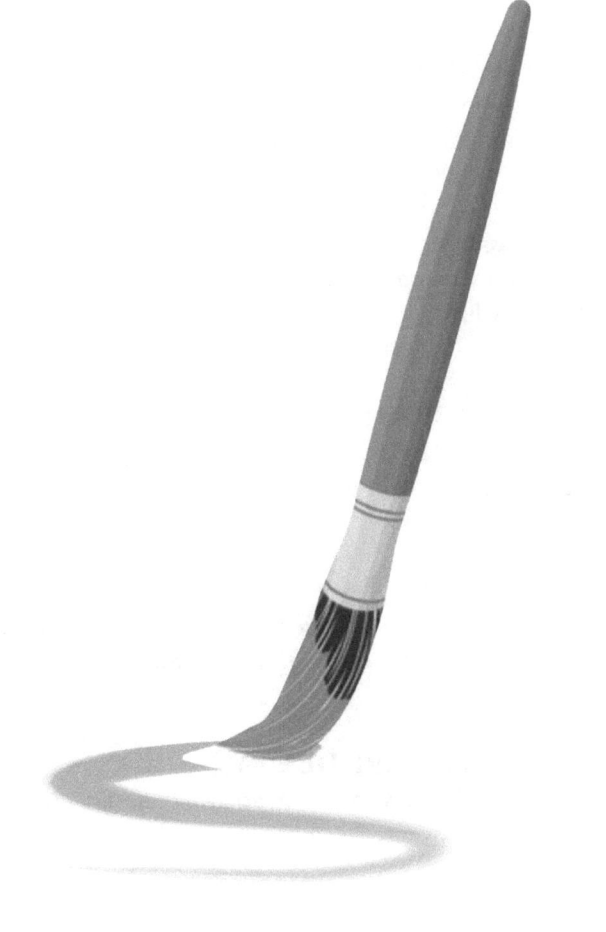

AGUA DE PÉTALOS DE ROSAS

El agua de rosas elimina las impurezas de la piel y es muy eficaz para tratar el acné.

CHOCOLATE

Comer chocolate aumenta la libido (deseo) en las mujeres. Es considerado afrodisíaco, aleja la depresión especialmente en los tiempos del síndrome premenstrual.

TABACO

Evite El Consumo de tabaco, fumar dificulta la oxigenación de los tejidos esto causa que la piel se reseque y se arrugue mas rápido.

AGUA

Consumir por lo menos 8 vasos de agua al día mantiene la piel hidratada y en salud.

EL ACIDO SALICÍLICO

Se encuentra en gran cantidad en las fresas. Es un Ingrediente activo que se usa en la fabricación de productos de belleza antiacné.

EL AJO

Cura las espinillas, corte un diente de ajo y frótese donde tiene espinilla y vera que en dos o tres días ya no estará.

EL VINAGRE DE UVA

Es bueno para quitar las manchas amarillas de las unas, moje un cepillo en vinagre y frótese las unas.

LAS FLORES Y LAS HOJAS DE MALVAVISCO

Son excelente calmante para la piel sensible, utilícela en compresas y aplíquela en las zonas sensible. Ayuda a eliminar toxinas y la inflamación cutánea.

EL TÓNICO DE TORONJIL (INFUSIÓN)

Ayuda a eliminar las impurezas de la piel.

EL ACEITE DE ÁRBOL DE TE O TEA TREE

Como generalmente se le conoce, tiene propiedades medicinales. Es un poderoso antiséptico, antiviral y fungicida natural. El Tea Tree es recomendado para curar cualquier tipo de heridas ulceraciones e irritaciones de la piel. El Tea Tree es un recurso medicinal para tratar el acné, caspa, seborrea, cutis, quemaduras del Sol, hongos de las uña entre otras condiciones.

EL TÉ DE HOJAS DE FRESA SILVESTRE

Reduce la Inflamación de las membranas de las mucosas de la boca y se utiliza también en compresas para la inflamación de la piel producida por el acné.

LA INFUSIÓN DE EUCALIPTO

Beber 3 tazas de té de Eucalipto al día puede aliviar el acné y las infecciones bacterianas.

ACEITE ESENCIAL DE EUCALIPTO

Para eliminar la caspa solo tienes que poner 10 gotas de este aceite en tu shampoo, masajea bien el cuero cabelludo y déjalo reposar unos minutos y enjuaga.

EL BICARBONATO DE SODA

Tiene múltiples usos desde limpiar los dientes hasta usarlo como desodorante. Es muy beneficioso para secar las espinillas y absorbe la humedad.

LA MIEL

Es un excelente hidratante para los labios resecos, ponga un poco de miel en su dedo y frótelos en los labios dejelo reposar un momento y luego Saboréelo.

ACNÉ

En la adolescencia los Jóvenes experimentan muchos cambios sobre todo En la piel, aparecen brotes de en el rostro y la espalda. No hay nada mejor que una Mascarilla de Arcilla para desintoxicar y cerrar los poros.

MAQUILLAJE

Nunca debes dormir con maquillaje, el sudor y la grasa se mezclan con el maquillaje y provoca que se tapen los Poros, entonces las espinillas comienzan a salir.

PROTECTOR SOLAR

Usar protector Solar SPF 15 como mínimo protege la piel del envejecimiento prematuro y del cáncer de piel producido por los rayos ultravioleta.

EL ROMERO (ROSMARINUS OFFICINALIS)

Es un estimulante del sistema nervioso y de la circulación sanguínea y utilizado en compresas tibia ayuda a eliminar las toxinas del cuerpo.

LA MENTA (HIERBABUENA) Es un Antibiótico natural.

ACEITE DE MANDARINA

La mandarina es una fruta riquísima que tiene un aroma dulce que gusta a grandes y chicos, la mandarina tiene efectos terapéuticos. El aceite esencial de mandarina ayuda aliviar el cansancio, la depresión y la tristesa. Además de ser una fruta relajante se usa para combatir la resequedad de la piel y la tensión muscular.

Precaución: cuando aplique el aceite de mandarina en la piel ya sea en masajes, o baños debe evitar la exposición al sol por lo menos 6 horas ya que esto podría causarle manchas en la piel.

ACEITE DE OLIVA

Si estas embarazada y tienes la piel reseca en especial la del vientre haz una mezcla de aceite de oliva y almendras y aplícalo en el cuerpo 2 veces al día.

NALGAS IRRITADAS

Si tienes la Piel de tus nalgas irritada por la resequedad usa un Exfoliante de albaricoque o simplemente exfóliate con un cepillo de cerdas naturales.

EL AGUA DE HAMAMELIS (AGUA MARAVILLA)

Conocida en inglés como Water of witch hazel. Es un astringente muy eficaz para las pieles grasas.

ROMERO

Las compresas de romero sobre la piel hacen que esta recobre su belleza y luminosidad.

LA ZÁBILA

Fortalece el cabello y elimina las manchas de la cara

TÉ VERDE

El té verde no solo es un solo es un antiinflamatorio sino que también se usa Para prevenir las arrugas.

COLA DE CABALLO

La cola de caballo es una planta reparadora del tejido dañado producido por la celulitis y la perdida de peso. Se usa en compresas o mezclada con otros productos

PIÑA

La mascarilla de pina es excelente para borrar las manchas del sol

COCO

El agua de coco en compresas es buena para disminuir las arrugas y las imperfecciones de la piel.

FRUTAS

Las frutas tropicales son ricas en acido ascórbico o vitamina c, es la segunda fuente más importante después de los cítricos. Aportan hidratación y luminosidad a la piel.

COCO

La pulpa de coco triturada es buena como mascarilla capilar.

LA MANZANILLA

La flor de manzanilla nunca debe faltar en la despensa de su hogar. No solo es un calmante natural sino que suaviza la piel, promueve la regeneración celular y Es bueno para la bolsa de los ojos, cansados y descongestionante.

NARANJA.

El agua de naranja hidrata y reafirma la piel, favorece el colágeno y retrasa el envejecimiento prematuro.

ACEITE DE OLIVA

Las manos merecen una atención especial ya que son tu carta de presentación. Has una mezcla de aceite de oliva, vitamina E y unas gotas de limón y masajea tus manos diariamente. Los resultados te sorprenderán.

ACEITE DE OLIVA.

El aceite de oliva es excelente para hidrata la piel, aplíquelo a diario en las zonas secas del cuerpo o rostro.

ÁRBOL DE TÉ O TEA TREE

Para combatir los hongos de los pies no hay nada mejor que el aceite de árbol de té o tea tree. Sus propiedades son fungicida, antibacterial, y antiviral. Es un antibiótico natural.

MASAJES

Los masajes con piedras calientes son la última tendencia en el mundo de la belleza, es una terapia que se practica desde miles de años por los chinos y que hoy se ofrece en la mayoría de los **SPA** del mundo ya que tiene múltiples beneficios para la salud del cuerpo.

OMEGA 3
Consumir omega 3 mezclados con aceite de linaza ayuda a rebajar de peso.

LAS GROSELLAS ROJAS O NEGRAS
Las grosellas rojas o negras son rica en vitamina C, ácido ascórbico tienen poder antioxidante, y regenerador de las células, las mascarillas de grosellas son buenas para cualquier infección de la piel además de lo sabroso que es su jugo.

LAS UVAS
Comer uva protege la piel del envejecimiento prematuro. La uva es buena para el sistema circulatorio, hidrata y humecta la piel, excelente cuando se usa su jugo en compresas para los ojos inflamados.

HOJAS DE TOMILLO
El tónico de tomillo es bueno para la caída del cabello. Prepare una infusión bien concentrada y mézclela con su shampoo.

SÁBILA, ROMERO Y ALBAHACA
La infusión de zábila, romero y albahaca mezclada con shampoo es buena para combatir la caída del cabello.

AGUA DE ARROZ
Colocarse compresas de algodón empapada en agua de arroz en los ojos ayuda a bajar Los parpados inflamados.

JALEA REAL

La combinación de la jalea real y la vitamina E ayuda a reparar las pieles deshidratas y con signos de envejecimiento prematuro.

CACAO

Es rico en lanolina regenera la pieles secas, arrugadas por la vejez y los malos usos.

ALMENDRAS

El aceite de almendras es bueno para las pieles deshidratadas.

MIEL DE ABEJAS

La miel es rica en sales minerales: hierro fósforo, calcio, y vitaminas ayuda al crecimiento de las personas y fortifica los huesos. Además de sus efectos terapéuticos la miel se utiliza para preparar mascarillas de belleza.

PARA LOS LABIOS RESECOS Y LA PIEL LEVANTADA es ideal cepillarlos con un cepillo dental que tenga las cerdas suave y luego aplícate un bálsamo labial para mantenerlos hidratado.

LAS VITAMINAS A Y LOS ALFAHIDROXIACIDOS

Pueden estimular la producción de colágeno elastina que a la vez retrasa el proceso de envejecimiento.

EQUINACEA

La equinacea es uno de los remedios más eficaces para fortalecer el sistema Inmunitario.

LA PIÑA

La pina contiene AHA, alfa hidroxy, ácidos cítricos y glicolicos ingredientes rejuvenecedores de la piel. Estimula el colágeno remueve las células muertas, mantiene la piel firme y elimina las arrugas.

El ARÁNDANO

Es una fruta con sabor acido y que tiene múltiples propiedades medicinales tanto sus hojas como la fruta. Las hojas son ricas en tanino, una sustancia astringentes que ayuda a bajar la inflamación de los tejidos. Es recomendado para el eccema, la cistitis y la caída del cabello. Se usa masajeando el cuero cabelludo con el té de las hojas de arándano.

EL ACEITE ESENCIAL DE LAVANDA

El aceite esencial de lavanda tiene muchos usos: es un potente antiséptico, combate los hongos, virus y microbios. La lavanda alivia la depresión, ansiedad, y los nervios. Es excelente para calmar y ayudar a conciliar el sueno. Además tonifica la piel.

QUEMADURAS DE SOL

Para las quemaduras de sol ponga en una botella atomizador 10 gotas de aceite esencial de lavanda y agréguele 4 onzas de agua. Rocíese la piel con este tónico.

LECHE DE BURRA

La leche de burra contiene retinol en forma natural. Es un antioxidante Previene las arrugas, cómbate la deshidratación de la piel y la rosácea.

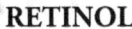

RETINOL

El retinol acelera el proceso de producción de colágeno que es el elemento que el organismo crea para mantener la firmeza de la piel y la elasticidad.

PEREJIL

El perejil es una excelente fuente de potasio y ácido fólico importante para la prevención de las enfermedades cardiovasculares y la disminución de la presión sanguínea además es un diurético que purifica la sangre y ayuda a una rápida excreción de toxinas.

INGREDIENTES NATURALES MAS USADO EN LA COSMÉTICA NATURAL

Los productos naturales son elaborados con ingredientes que provienen de la naturaleza extraídos de las plantas, flores, hierbas y frutas. Los ingredientes naturales son mejor asimilados por el organismo y protegen la piel de sustancias toxicas. La piel es una de las vía principal de entrada de productos tóxicos a nuestro cuerpo. Los productos que contienen sustancias toxicas y que se aplican en la piel pueden producir en el organismo trastornos como: Irritación de la piel, alergias, problemas en la pigmentación, tumores y trastornos hormonales, Por estas y muchas razones más necesitamos cuidar mejor nuestra piel del sol, de los productos químicos, artificiales y sintéticos. A continuación te ofrezco un listado de algunos de los ingredientes y mantecas más usado en la cosmética natural.

MANTEQUILLA DE KARITÉ (SHEA BUTTER)
EL TESORO DE AFRICA Y DE TU PIEL

El árbol de karité se encuentra en toda la franja de áfrica central. Es un árbol que crece de forma salvaje y sus frutos que son una especie de nueces crecen después 15 años de ser sembrados. Solo se cogen los frutos que caen en el suelo y son recogidos por mujeres.

Su nombre Botánico es Butyrospermum parkii. Estas nueces se hierven y se machacan y de ahí se obtiene la grasa vegetal que servía según la tradición para cocinar y para el uso cosmético. Los lugares más comunes donde se encuentra el árbol de karité son Ghana, Burkina Fasso, Mali, y Costa de Marfil. La recogida del fruto y la fabricación de la mantequilla de Karité da trabajo a alrededor de cuatro millones de mujeres en África occidental. Contiene en su composición acido palmíticos, esteárico, oleico, linoleico, así como triglicéridos, también contiene vitamina A, E, F.

La mantequilla de karité es un regenerador celular, con enormes propiedades restauradoras e suavizante. Entre sus propiedades cosméticas se encuentran la acción hidratante para la piel y el cabello, es el mejor tratamiento para retrasar el envejecimiento cutáneo, es excelente para las pieles deshidratadas, previene las líneas de expresión, pieles escamosas, rosácea, manos secas y agrietadas, protege y revitaliza las pieles dañadas, eccemas, dermatitis, quemaduras, estrías, acné, cabellos resecos y maltratados, y protege la piel de los rayos ultravioleta.

Mantequilla de Cacao.
Nombre Botánico: Theobroma cacao

La manteca de cacao tiene propiedades hidratantes. Se puede usar como un protector de la piel por sus propiedades curativas y suavizantes. Se absorbe rápido en el cuerpo. La manteca de Cacao es el hidratante ideal para calmar la piel seca e irritada, y aporta la humedad perdida a la piel por el efecto de los rayos solares cuando tomas sol. La manteca de cacao es rica en vitaminas A, B1, B2, B3, C y retinol; contiene más de 800 moléculas con propiedades hidratantes, tonificantes, regeneradoras y revitalizantes. Estos principios activos aclaran, nutren y desintoxican la piel, dándole una textura lisa y suave. También ayuda a combatir la celulitis al mejorar la circulación y retrasar el envejecimiento de la piel.

Mantequilla de Murumuru.

Esta manteca se obtiene de los frutos de una palmera de Brasil llamada Attalea orbignya. Esta manteca es rica en ácido linoleico y oleico lo que le otorga propiedades nutritivas para la piel. Resulta excelente para el cuidado de la piel, se utiliza como ingrediente de cremas para la piel. Por su intensa nutrición tiene una intensa acción como acondicionador del cabello, lo que lo hace ideal para el tratamiento, por tener propiedades muy afines a las proteínas del pelo.

Mantequilla de Mango. Es menos conocida que las anteriores, se obtiene de la semilla del mango. Entre sus propiedades es humectante y emoliente. Se realizan muchos productos cosméticos con esta manteca como jabones naturales y cremas hidratantes, y es extraordinario como mascarilla para el pelo. Se puede usar también como protector labial, y también tiene propiedades regeneradoras por lo que se utiliza en productos cosméticos anti arrugas y para las estrías.

Mantequilla de Tucuma. Tiene un aroma característico y único, sus propiedades son similares a la **mantequilla de Murumuru**. Esta manteca tiene un alto contenido en carotenoides, vitamina A por lo que resulta un perfecto aliado para el tratamiento de la piel antes y después de exponerse al sol. Utilizado como mascarilla para el pelo aporta brillo al cabello dañado y seco. La **mantequilla de Tucuma** es sólida a temperatura ambiente pero se derrite con facilidad tan solo con el calor que le aportan las manos. Tiene altos niveles de ácidos grasos miristico, oleico y laureico, lo que le aporta hidratación a nuestra piel.

Mantequilla de Aguacate: Está compuesto por lecitina, fitosterol, aminoácidos, clorofila y un alto contenido en vitaminas (A, B, C, D, E, F y H), lo que hace de esta manteca que su uso como ingrediente en los cosméticos sea un verdadero lujo, por su alto contenido en vitaminas, de fácil absorción y mantener sus propiedades. Actúa contra el envejecimiento y la hace especialmente ideal para la elaboración de cremas antiarrugas.

Mantequilla de Uva.
Esta se obtiene del prensado en frio de los frutos, es rica en vitamina E, C y beta caroteno. La mantequilla de semillas de uva tiene propiedades regenerativas que permite un mejor control de la humedad de la piel. Es ideal como crema de masaje, bálsamo, y labial y la puedes añadir en la elaboración de tus propias cremas.

Mantequilla de Aloe Vera.
Se obtiene a partir de la extracción de la pulpa de aloe vera, y mesclada con una fracción de grasa de coco, se produce una mantequilla sólida. Es completamente natural sin colorantes ni conservantes. Tiene propiedades hidratantes y ayuda a la rehidratación de la piel agrietada y seca. La mantequilla de Aloe vera es excelente para tratar diferentes afecciones de la piel, tales como eczema, psoriasis, y quemaduras solares, tratar condiciones de la piel tales como eczema, psoriasis y quemaduras solares.

Mantequilla de soja.

A través de procesos de fabricación innovadores, los granos de soja naturales ahora se pueden convertir en mantequilla de soja. Esta es de color blanco con un olor muy suave. La soja contiene alto grado en lecitina, sterolin, vitamina E, ácidos grasos omega 3 y lasisoflavonas. Penetra fácilmente en la piel que hace que sea un agente hidratante eficaz. La mantequilla de soja rehidrata y regenera la barrera lipídica de la piel para ayudar a mantener la humedad al tiempo que suaviza la piel seca, irritada, y dañada. Se dispersa bien en la piel, lo que es ideal como mantequilla de masaje o bálsamo de cuerpo, y se puede añadir a los jabones, cremas, lociones, cremas de cuerpo, y más. Se usa también en los productos de cuidado del cabello para el acondicionamiento y brillo.

Extracto de Té Verde.
Nombre Botánico: Camellia sinensis.

Es un súper antioxidante, rico en oligoelementos, vitamina C y vitamina E. Detiene el proceso de envejecimiento, previniendo las arrugas y caída del cabello. El Té Verde ayuda a reparar los efectos negativos del medio ambiente.

Cera de Abeja.
Nombre Botánico: Apis mellifera.

La cera de abeja tiene propiedades nutritivas: nutre y humecta la piel. La cera de abeja suaviza la piel, ayuda a darle brillo al pelo y previene el envejecimiento del cutis. Tiene propiedades emolientes y antiinflamatorias y ayuda a cicatrizar. La cera de abeja es rica en vitamina A con propiedades antioxidante.

Achiote.
Nombre Botánico: Bixa Orellana.
El achiote es una planta que proviene de América .Este arbusto tiene numerosos usos medicinales. Los indígenas obtenían por maceración una sustancia de color rojo que empleaban para teñir el cuero, pintar sus cuerpos, repeler insectos y proteger su piel del agua salada y del sol. Las semillas de Achiote son ricas en Vitamina C y contiene una sustancia carotinoide conocida como bixina, con cualidades expectorantes y regeneradoras. Es un excelente repelente y protector. Sus semillas machacadas o el aceite constituyen un excelente cicatrizante cutáneo como también des-inflamatorio frente a quemaduras leves, alivia los eczemas protege contra el herpes zóster y los rayos ultravioletas.

Flores de Manzanilla.
Nombre Botánico: Matricaria recutita.
La manzanilla es reconocida por sus propiedades calmantes, relajantes y anti-inflamatorias y sus múltiples beneficios. Tiene propiedades antimicrobianas y fungicidas, descongestiona la piel, ayuda a cicatrizar y protege la piel de los rayos ultravioleta. La manzanilla suaviza, protege, y reacondiciona la piel.

Flores de Lavanda.
Nombre Botánico: Lavandula officinalis.
El componente principal de la lavanda es el aceite esencial, que contiene alcoholes terapéuticos (linalol, geraniol y borneol). La lavanda ayuda a curar lesiones de la piel, como quemaduras, eccemas, dermatitis, psoriasis, picaduras de insectos, hematomas, acné, inflamación y arrugas. Controla la producción de grasa y estimula la circulación sanguínea. La lavanda es excelente para hacer fricciones en el cuero cabelludo para prevenir la alopecia.

Lecitina de Soja.
Nombre Botánico: Glycine max.
La lecitina es un eficaz agente emulsionante, disuelve los depósitos de colesterol adheridos a las venas y arterias. Aumenta la digestibilidad y absorción de los nutrientes, incrementando el nivel y almacenamiento de vitamina A. Es útil para el tratamiento de los problemas de la piel tales como soriasis, piel seca, eczema, esclerodermia, atrofia senil de la piel, seborrea y acné. Ayuda a mejorar el metabolismo y a borrar las manchas amarillo-marrones de la piel. Es importante para ayudar a regenerar y revivir las células cerebrales perezosas, ayudando la memoria.

Romero.
Nombre Botánico: Rosmarinus officinalis.
Uno de los principales usos del aceite de romero es el que se le da como antienvejecimiento. El efecto que tiene es instantáneo, ya que nos relaja y ayuda a hidratar las células cutáneas, ayudando a mejorar nuestro aspecto. Por eso muchas personas lo utilizan como tratamiento cosmético, ya que los beneficios que aporta a la piel son enormes, la dota de elasticidad, frescura y brillo, además de proteger las células de las agresiones del exterior, ya que el aceite de romero contiene altas dosis de antioxidantes. El aceite de romero también tiene cualidades calmantes y antiinflamatorias. Algo que no debemos pasar por alto es el gran poder antibiótico y antiséptico que tiene el aceite de romero. Por este motivo desde hace mucho tiempo el aceite de romero se ha utilizado como un cicatrizante, y además de acabar con los microorganismos ayuda a regenerar la piel y hacer que las heridas cicatricen mucho más rápido y mejor. El uso de este aceite es muy recomendado para mejorar el estado del cabello.

Vitamina E.
Nombre Botánico: Tocoferol.
La vitamina E es muy importante en la estructura de las células del cuerpo ya que ayuda a mejorar el sistema inmunológico lo que previene la degeneración de las células. La vitamina E activa el flujo sanguíneo ayudando así a mejorar la elasticidad de la piel previniendo las líneas de expresión y las arrugas. La vitamina E tiene propiedades antiinflamatorias ya que es un regenerador natural de la piel, además protege la piel de los rayos ultravioleta y sus efectos negativos.

Aceite de Almendras.
Nombre Botánico: Prunus dulcis.
El aceite de almendras se obtiene por la presión en frío que se lleva a cabo sobre los frutos. Este se convierte en un aliado ideal para cualquier problema cutáneo. Se recomienda para todo tipo de piel incluyendo las pieles secas, escamosas, deshidratadas y con acné. Es emoliente, suavizante e hidratante. El aceite de almendras tiene propiedades antiinflamatorias y también se recomienda para los cabellos maltratados.

Aceite de Arroz.
Nombre Botánico: Oryza sativa.
Es rico en vitaminas, minerales y aceites esenciales, protege la piel de los rayos ultravioleta UV. Este aceite natural que se obtiene de prensada en frío está repleto de antioxidantes, como la vitamina E, el ácido de felúrico, el ácido de linoleico, el ácido oleico, el ácido palmítico, y oryzanol. Es rico en vitamina A, minerales y aceites esenciales. Actúa como emoliente. Se utiliza en la elaboración de cosméticos especialmente para pieles maduras y secas. Protege la piel de los rayos ultravioleta. El aceite de arroz promueve la formación del colágeno, inhibe la oxidación de lípidos. Posee una composición similar a los aceites naturales de la piel, contiene altos niveles de vitamina E y ácidos grasos ya que posee oryzanol, un efectivo antioxidante que ayuda la piel a defenderse de los radicales libres.

Aceite de Soya.
Nombre Botánico: Soja hispida.
El aceite de soja sin refinar es un aceite ligero, amarillento y perfumado. Contiene propiedades excepcionales: nutritivas, protectoras, suavizantes, hidratantes y regeneradoras de la piel. Contiene proteínas naturales que regulan la difusión de la melanina hacia las capas superficiales de la piel y los complejos minerales que revitalizan las células y aportan luminosidad. El aceite de soya protege y favorece la producción de fibras de colágeno y elastina. Es excelente para hidratar el cabello dejándolo suave y brillante.

Aceite Coco.
Nombre Botánico: Cocos nucifera.
El aceite de coco elimina las células muertas de la piel, impide el desarrollo de manchas por la edad, protege contra la exposición al sol, previene las arrugas, repara los tejidos de la piel dañada, suaviza la piel y da a la piel un resplandor saludable en general. En algunos casos, el aceite de coco penetra las barreras la piel para sanar el daño de la piel subyacente. El aceite de coco también posee propiedades antisépticas para prevenir las infecciones bacterianas y micoticas como acné, herpes y las verrugas, también repara el cabello dañado dándole suavidad y elasticidad. El aceite de coco protege contra enfermedades cardiovasculares (al aumentar el colesterol bueno), cáncer, diabetes y todo un conjunto de enfermedades degenerativas.

Aceite de Aguacate.
Nombre botánico: Persea Americana.
Las propiedades de este aceite son excelentes para las pieles ajadas, secas, desvitalizadas y con arrugas. Se utiliza en cremas nutritivas y para pieles secas, escamosas y alípicas. También utilizado con éxito en el tratamiento de la celulitis ya que favorece la penetración de otros principios activos y por sí mismo aporta elasticidad a la piel de muslos caderas, zonas propensas a la tan temida celulitis

Aceite de Argán.
Nombre botánico: Argania spinosa.
Entre alguna de sus propiedades es que humecta e hidrata la piel. Previene y elimina el acné y trabaja muy bien sobre las arrugas. Es un excelente regenerador de la piel y aporta nutrición al cabello. Es rico en caroteno y ácidos graso esenciales.

Aceite de jojoba.
Nombre botánico: Simmondsia chinensis.
Tiene una textura ligera y agradable. Es hidratante y suavizante. Equilibrador sebáceo, ideal para piel grasa y mixta. Contenido en caramidas, hace de este aceite que sea único. Permite combatir la deshidratación de la piel.

Aceite de germen de trigo.
Nombre botánico: Triticum Bulgare.
Un aceite rico en vitamina E, muy nutritivo. Es regenerador cutáneo, aumenta la elasticidad de la piel. **Ideal para piel seca y madura**, tiene efecto anti arrugas y regenerador de la piel.

Aceite de nuez de Macadamia.
Nombre botánico: Macadamia Integrifolia.
Es un aceite regenerador tiene un alto contenido de mono-insaturados ácidos graso, contiene ácido palmitoleico, contiene ácidos grasos omega 3 y omega 6 acido grasos. Proporciona suavidad y protección a nuestra piel, así como un aspecto brillante y sedoso. Es antioxidante, por lo que es ideal para atenuar los primeros signos de envejecimiento de la piel.

Aceite de Oliva.
Nombre botánica: Olea Europaea.
Entre sus propiedades tiene una gran proporción de ácidos grasos esenciales, lo que hace que los productos cosméticos que tienen este aceite natural, tanto leches corporales como cremas faciales sean muy eficaces y aporten a nuestra piel hidratación, nutrición y elasticidad. Protege a la piel de agresiones exteriores, cuando estamos en época de frío podemos añadir unas gotas a nuestra crema corporal y también podemos aplicar este aceite a nuestros labios para mantenerlos más hidratados.

Aceite de Ricino.
Nombre botánico: Ricinus Communis.
Es usado en cosmética para elaborar jabones y barra de labios, también se usa para realizar cosmética natural casera.
El aceite representa aproximadamente el 50% de la semilla de ricino en términos de peso. El aceite se compone de una mezcla de ácidos grasos insaturados tales como ácido ricinoleico, ácido linoleico, ácido esteárico, y ácido dihidroxiesteárico. El ácido ricinoleico dentro del aceite actúa como un emoliente y también tiene notables propiedades antimicrobianas que lo hacen muy eficaz contra el acné y las infecciones de la piel tales como eczema, dermatitis y erupciones en la piel. Incluso las personas que sufren de inflamación de la piel, irritación y picazón generalmente se les recomienda aplicar un poco de aceite sobre la piel para aliviar el malestar.

Aceite de Rosa Mosqueta.
Nombre botánico: Rosa Rubiginosa.
El aceite de Rosa Mosqueta está enriquecida con vitamina E y es muy alta en ácidos grasos esenciales que promueve los niveles de colágeno y elastina para ayudar a la regeneración celular y es conocido por ayudar a tratar la irritación de la piel seca, y curtida. También es adecuado para el tratamiento de quemaduras, cicatrices, quemaduras por el sol, estrías y eczemas. El aceite de Rosa Mosqueta es muy popular entre los terapeutas de masaje por sus propiedades curativas de la piel, con él se hacen lociones, cremas, aceites para la cara, cuerpo, y los cabellos.

Aceite Esencial de Manzanilla.
Nombre Botánico: Arthemis nobilis or Chamaemelum nobile
La manzanilla es reconocida por sus propiedades calmantes, relajantes y antiinflamatorias y sus múltiples beneficios. Tiene propiedades antimicrobianas y fungicidas, descongestiona la piel, ayuda a cicatrizar y protege la piel de los rayos ultravioleta. La manzanilla suaviza, protege, y reacondiciona la piel.

Lavanda, Aceite Esencial.
Nombre Botánico: Lavandula angustifolia
El componente principal de la lavanda es el aceite esencial, que contiene alcoholes terapéuticos (linalol, geraniol y borneol). La lavanda ayuda a curar lesiones de la piel, como quemaduras, eccemas, dermatitis, psoriasis, picaduras de insectos, hematomas, acné, inflamación y arrugas. Controla la producción de grasa y estimula la circulación sanguínea. La lavanda es excelente para hacer fricciones en el cuero cabelludo para prevenir la alopecia.

Algas marinas.
Todos los tipos de algas contienen vitaminas, minerales y proteínas, y son utilizadas tanto en uso externo como para el consumo en dietas para bajar de peso, además de cosmética natural para tonificar y suavizar las arrugas de la piel.

Arcillas.
La arcilla es un ingrediente 100% natural, muy utilizado en cosmética. Absorbe las impurezas de la piel y otros agentes tóxicos, limpia, exfolia, cuida la piel y es un excelente tratamiento para los diferentes tipos de piel.
La arcilla blanca recomendada para cuidar el cabello seco, la verde para el tratamiento de la piel normal o grasa, la rosa y amarilla son utilizadas para sanar todo tipo de problemas de la piel, y la roja para la piel normal, seca y sensible.

Jugo de limón.
Este ingrediente natural es muy utilizado en cosmética, pues actúa como un peeling natural, astringente y blanqueador de manchas de la piel y las uñas.

Aloe vera.
El uso de esta planta medicinal es muy antiguo, según cuenta la historia la misma Cleopatra la utilizaba para sus cuidados cotidianos. El aloe vera es hidratante, antiinflamatorio y antioxidante, tiene la importante capacidad de absorber los radicales libres, ayuda a cicatrizar, regenera la piel y es excelente para las quemaduras en general

Avena.
Es una planta que tiene muchas sales minerales, oligoelementos y lípidos. Dentro de sus propiedades te podemos decir que es calmante, refuerza la barrera hidrolípida. Ideal Para las pieles sensible.

Caléndula.
Es recomendada para las pieles agrietadas y sensibles. Tiene propiedades descongestionante y calmante. Hidrata, y evita que la piel se irrite y reduce las arrugas. Es ideal para pieles secas y sensibles.

Cáñamo.
Es una de las plantas más ricas en ácidos esenciales y cuenta con un alto contenido en vitaminas. Sus propiedades son reafirmantes y ayudan a regenerar la piel. Se utiliza frecuentemente en la fabricación de emulsiones, máscaras capilares y diferentes aceites para la piel. Podemos sentirnos confiados con esta planta, ya que queda descartado de raíz el hecho de que no sea realmente biológica, porque si se la llegara a tratar con algún pesticida, se moriría.

Hierbabuena.
Nombre botánico: menta piperita
La yerbabuena, tal como la conocemos, se extrae de un arbusto y luego se procesa para su comercialización. Pero los principios activos más valiosos son los que contiene la hoja: un antioxidante natural y estimulante que combate el sobrepeso y la obesidad por su acción lipogénica y termogénica, por lo cual es apta para tratamientos reductores y anticelulitis principalmente. Sus principios activos son las catequinas, estimulantes del sistema nervioso que combaten la fatiga mental y física, las saponinas, poderosos antioxidantes, los taninos, que actúan como cicatrizantes y astringentes, y le otorgan un alto poder despigmentante. Además posee vitaminas (B1, B2, B6, C), minerales (magnesio, potasio, sodio, calcio), proteínas y fibras. La terapia con yerbabuena es ideal para la circulación, tonificación de la piel y como tratamiento antienvejecimiento.

Corteza de sauce blanco.
Nombre botánico: Salix alba L.
El árbol de sauce blanco es originario de Europa, Asia occidental y Central.
El Extracto de corteza de sauce blanco se ha utilizado para las condiciones asociadas con el dolor, la inflamación y la fiebre. También se usa en las formulaciones de cuidado de la piel, donde se usa para tratar el acné seborreico, actúa como un astringente y como un exfoliante. El extracto de corteza de sauce blanco también se cree para ser un eficaz agente antibacteriano, y se utiliza en la preparación de tinturas, bálsamos, jabones, limpiadores faciales, cremas y lociones.

Ginseng Root.
Nombre botánico: Panax quinquefolius.
El ginseng americano es una planta herbácea perenne de la familia de la hiedra que se usa comúnmente en la medicina. Es nativo del este de Norteamérica, aunque también se cultiva más allá de su área de distribución en lugares como China. La raíz de ginseng ha sido regularmente empleada como un agente anti-estrés, desintoxicante, anti-inflamatorio, y afrodisíaco. El extracto de ginseng también se ha utilizado en tinturas para curar heridas menores, prevenir la infección y estimular el crecimiento celular. En las preparaciones de cuidado de la piel, el ginseng tiene propiedades revitalizantes en las pieles sin brillo envejecido.

Jengibre.
Nombre botánico: zingiber officinale.
El jengibre es una hierba perenne y crece hasta cerca de 3 - 4 pies de altura El extracto de raíz de jengibre contiene propiedades antibacterianas y antiinflamatorias que lo convierten en el complemento perfecto para cualquier producto de cuidado de la piel. Este extracto tiene un olor ligero jengibre y cuando se añade a las formulaciones de cuidado de la piel o el cabello se puede utilizar para aliviar y calmar la piel irritada. Es excelente para elaborar cremas tópicas.